Drenagem linfática manual

TEORIA E PRÁTICA

OBRA ATUALIZADA CONFORME
O **NOVO ACORDO ORTOGRÁFICO**
DA LÍNGUA PORTUGUESA.

Dados Internacionais de Catalogação na Publicação (CIP)
(Jeane Passos de Souza - CRB 8ª/6189)

Elwing, Ary
Drenagem linfática manual : teoria e prática / Ary Elwing e Orlando Sanches – 2ª ed. rev. – São Paulo : Editora Senac São Paulo, 2014.

Bibliografia.
ISBN 978-65-5536-461-3 [Venda internacional]

1. Linfedema – Tratamento 2. Massagem 3. Sistema linfático – Doenças – Tratamento I. Sanches, Orlando. II. Título.

14-177s CDD-616.42062

Índices para catálogo sistemático:

1. Drenagem linfática manual : Sistema linfático : Terapias físicas : Medicina 616.42062
2. Sistema linfático : Doenças : Movimentos terapêuticos : Terapias físicas : Medicina 616.42062

Ary Elwing e Orlando Sanches

Drenagem linfática manual

TEORIA E PRÁTICA

2ª edição revista

Editora Senac São Paulo – São Paulo – 2014

Gerente/Publisher: Jeane Passos de Souza (jpassos@sp.senac.br)
Coordenação Editorial/Prospecção: Luís Américo Tousi Botelho (luis.tbotelho@sp.senac.br)
Dolores Crisci Manzano (dolores.cmanzano@sp.senac.br)
Administrativo: grupoedsadministrativo@sp.senac.br
Comercial: comercial@editorasenacsp.com.br

Edição de Texto: Léia M. F. Guimarães
Preparação de Texto: Leticia Castello Branco
Revisão de Texto: Angelo Gabriel Rozner, Kimie Imai, Luiza Elena Luchini
Projeto Gráfico, Capa e Editoração Eletrônica: Fabiana Fernandes
Foto da Capa: 3D Clinic/Getty Images

Editora Senac São Paulo
Rua 24 de Maio, 208 – 3º andar – Centro – CEP 01041-000
Caixa Postal 1120 – CEP 01032-970 – São Paulo – SP
Tel. (11) 2187-4450 – Fax (11) 2187-4486
E-mail: editora@sp.senac.br
Home page: http://www.livrariasenac.com.br

Sumário

NOTA DO EDITOR

Técnica criada intuitivamente pelo casal dinamarquês Emil Vodder, filósofo, e sua mulher Estrid Vodder, naturopata, no final dos anos 1920, a drenagem linfática manual é hoje mundialmente reconhecida como terapêutica complementar no alívio de várias patologias que causam edemas, gozando de *status* científico e acadêmico a partir de pesquisas que comprovam sua eficiência.

Os autores tiram a drenagem linfática manual do lugar comum, apenas estético, numa obra pedagogicamente bem elaborada que se aprofunda no tema, abordando aspectos históricos, anatômicos, fisiológicos, além de técnicas, práticas e prescrições, incluindo bibliografia complementar e textos de Emil Vodder.

No Brasil, segurados de alguns planos de saúde usufruem dessa terapêutica, havendo inclusive um projeto de lei para incluí-la no SUS em pacientes que sofreram mastectomia.

Com esta publicação, o Senac São Paulo proporciona leitura ricamente ilustrada que orienta, passo a passo, a compreensão do processo de aplicação da técnica a profissionais como massagistas, esteticistas, fisioterapeutas, diplomados em enfermagem e médicos.

PREFÁCIO

Entre as terapias manuais, a drenagem linfática ocupa posição de destaque no mundo todo, justamente pelos benefícios que pode propiciar à pessoa que se submete a tal tratamento.

Desde seu descobrimento intuitivo pelo doutor Emil Vodder muito tempo se passou, e, graças a pessoas determinadas e obstinadas em compreender, analisar e comprovar cientificamente sua função, hoje existe uma metodologia mais efetiva no tratamento de diversos tipos de edemas que outrora não tinham nenhuma maneira eficaz de serem, ao menos, reduzidos.

Na elaboração deste livro, tive o máximo empenho em concentrar o maior número possível de informações técnicas, embasadas cientificamente, visando facilitar o estudo, o entendimento e o aprendizado dos movimentos manuais de drenagem linfática.

Acredito que a drenagem linfática manual (DLM) é uma terapêutica complementária indispensável no tratamento de algumas patologias edematosas. Pensando nisso, vi como necessidade primordial que um especialista em sistema vascular linfático fosse convidado para escrever toda a anatomia e fisiologia desse sistema, o doutor Ary Elwing, profissional que goza de minha admiração e respeito por ser grande conhecedor desse sistema e por demonstrar diariamente sua confiança e seu apoio à metodologia de DLM.

Fiz questão de evidenciar os trabalhos desenvolvidos por diversos estudiosos até os dias de hoje, sem levar em consideração nenhum tipo de "corrente partidária" a este ou àquele autor ou metodologia. Isso se justifica pelo fato de que, desde o início dos estudos sobre fisiologia e motricidade linfática, o sistema linfático não mudou o seu "ritmo", ou seja, independentemente de sequências específicas, do número de manobras, do posicionamento das mãos, dedos, braços, etc., esse sistema só terá sua estimulação efetiva quando, além de sua fisiologia, seus parâmetros básicos de pressão, ritmo e velocidade forem extremamente respeitados, e creio que, nesse ponto, todas as metodologias existentes no mundo são unânimes.

Esta obra nasce com a comemoração de meus 23 anos dedicados à prática e ao estudo da DLM. Portanto, gostaria de agradecer a minha mãe, Carmen Sanches, esteticista de "mão-cheia", que sempre me apoiou e me orientou para que eu pudesse chegar até aqui; agradeço a todas as pessoas que direta ou indiretamente contribuíram com o meu desenvolvimento profissional ao longo de todos esses anos. Quero ainda fazer um agradecimento especial à Maria de Fátima Lima Pereira – uma profissional esteticista sem igual, além de grande amiga – pelo companheirismo, pela ética e por todo o respeito profissional demonstrado por mim.

Espero que este livro possa ser não só um manual técnico, mas também um instrumento gerador de inspiração, para que muitos profissionais da área da saúde possam aprofundar seus conhecimentos em drenagem linfática e assim contribuir de alguma forma com o crescimento e constante desenvolvimento dessa técnica incomparável.

Orlando Sanches

INTRODUÇÃO

A linfa é o líquido que está contido no interior dos vasos linfáticos, os quais formam, no seu conjunto, o sistema vascular linfático, que é a base para a sobrevivência e a saúde do corpo humano.

Além desse sistema vascular linfático, existe uma série de estruturas (órgãos) linfáticas que desempenham missão basicamente defensivo-imunitária, constituindo tudo isso o sistema linfático (orgânico e vascular). A ciência que estuda tudo isso é a linfologia. Não obstante, à diferença do grande desenvolvimento médico alcançado pela angiologia (estudo dos vasos sanguíneos arteriais e venosos), o nível de conhecimento que durante muitos anos se teve sobre a circulação linfática foi bem mais restrito, até que, graças às modernas técnicas de pesquisa, podemos dizer que atualmente se conhece bastante bem o sistema linfático, tanto nos seus aspectos imunológicos como nos propriamente vasculares e transportadores da linfa.

Apesar disso, o conhecimento do sistema vascular linfático é bastante superficial, até mesmo entre a maioria da classe médica do país, já que se aborda o assunto de forma bastante simples nos planos de estudos de carreira da medicina.

Por tudo isso não é de estranhar que muitos médicos ainda demonstrem certo ceticismo ao ouvir falar de uma terapia manual (não apreciada em geral) que atua sobre o sistema vascular linfático (tão pouco conhecido na sua estrutura e funções).

A drenagem linfática manual (DLM) foi descoberta de forma intuitiva e um pouco visionária pelo doutor Emil Vodder, e, durante muitos anos, foi considerada um método alternativo ou marginal, isto é, não acadêmico, mas atualmente já goza de uma base científica bem estruturada, graças aos anos de pesquisas que médicos e professores universitários, como M. Foldi, S. Kubik, A. Castenholz, A. Gregl, J. R. Casley-Smith, entre outros, dedicaram a esse estudo.

Entendemos por DLM a ativação manual da drenagem do líquido intersticial, por meio de fendas microscópicas nos tecidos (canais pré-linfáticos), e da linfa, pelos vasos linfáticos.

O conhecimento dessa técnica requer saber e entender não só os aspectos teóricos do método, mas, antes de tudo, aprender bem as manipulações práticas, tão diferentes das de massagem clássica convencional.

A DLM está indicada no tratamento de uma grande quantidade de transtornos, sendo especialmente útil nos estados edematosos (inchaços) que basicamente tenham origem linfática (linfedemas). Em outros casos, a DLM é uma terapia complementar, de apoio ou coadjuvante em campos tão diversos como a traumatologia, a dermatologia, a cirurgia plástica, etc. Com DLM, podemos tratar com êxito desde pequenos inchaços (tenossinovites, hematomas, acnes, etc.) até grandes linfedemas (braços, pernas, etc.), sempre que existir a possibilidade real de drenagem. Em caso de grandes edemas (elefantíase, por exemplo), é preciso empregar também certas medidas de apoio (terapia física complexa – TFC) para conseguir resultados estáveis.

Tivemos o máximo interesse em utilizar uma linguagem clara e precisa neste livro e em prover os textos de grande quantidade e variedade de fotos e ilustrações para facilitar a aprendizagem da DLM, tanto na sua parte teórica como nos seus aspectos práticos. Achamos que a obra será de grande valia tanto para massagistas, esteticistas e fisioterapeutas como para diplomados em enfermagem e médicos interessados em conhecê-la.

O planejamento da parte prática foi elaborado levando-se muito em conta aspectos de ordem pedagógica. Evidentemente, a DLM não se aprende unicamente em um livro, mas é fundamental que ele facilite o trabalho de aprendizagem. Foram abandonadas algumas manipulações do método Vodder, que tinham mais um valor de aparência que de drenagem linfática real. Ordenou-se a superfície corporal em zonas ou quadrantes linfáticos, e essas, em partes anatômicas bem delimitadas. Esquematizou-se, além disso, cada quadrante linfático, destacando-se as manipulações fundamentais em cada caso, ou seja, tudo que possa facilitar a compreensão e o trabalho criativo de quem deseje fazer uso da DLM. No final da obra se oferece, além disso, uma ampla bibliografia, aumentando as possibilidades de aprendizagem.

Sistema linfático: resenha histórica

São diversas as teorias que tentam explicar a origem do estudo do sistema linfático. Ainda que o estudo seja relativamente recente, o sistema linfático e suas funções já eram conhecidos na Antiguidade.

Hipócrates falava sobre o "sangue branco"; Aristóteles, Herófilos e Erasistrato mencionam em seus escritos "certas estruturas anatômicas, que geram um fluido incolor". Herófilos cita ainda vasos que chegam em uma "espécie de glândulas não definidas", que hoje chamamos de gânglios linfáticos.

Durante a Idade Média, do século V ao XV de nossa era, as proibições às quais esteve submetida a medicina em geral impediram o avanço dos estudos anatômicos e frearam os descobrimentos.

Paralelamente ao movimento literário e artístico que se iniciou na Europa durante os séculos XV e XVI, manifestou-se um ressurgimento das investigações sobre anatomia, biologia e fisiologia do corpo humano. Assim, foi durante o Renascimento que se fundaram várias escolas de anatomia. Na Itália, as de Salermo, Bolonha e Pádua; na França, as de Montpellier e Paris; na Holanda, a de Leyden; na Dinamarca, a de Copenhage; e na Suécia, a de Uppsala.

Graças ao professor de anatomia e fisiologia da Universidade de Pavia (Itália), o italiano Gasparo Aselli (1581-1626), se teve a primeira descrição anatômica do sistema linfático: em 1622 foram observados vasos linfáticos esbranquiçados no intestino de um cachorro. Apesar de os vasos serem quase imperceptíveis ao se fazer a dissecção do animal vivo em jejum, o experimento demonstrou a existência de relação entre o processo digestivo e os vasos descobertos por Aselli.

Suas experiências e investigações foram publicadas, em Milão, em 1627, um ano depois de sua morte, sendo consideradas de grande valor científico por ser o primeiro atlas anatômico colorido.

O duto torácico e a cisterna do quilo, ou de Pecquet, foram descobertos poucos anos depois pelo francês Jean Pecquet (1624-1674), durante a dissecção de um cadáver humano. A existência de um duto central e de uma cavidade em seu início (que se denominou cisterna de Pecquet) foi descrita em 1651 em sua obra *Nova experiência anatômica*.[1]

O sueco Olof Rudbeck (1630-1702) e o dinamarquês Thomas Bartholin (1616-1680), dois importantes pesquisadores da época, tentaram assumir a paternidade do termo *linfático*, o que ocasionou uma grande polêmica entre eles.

Olof Rudbeck, fundador da ainda hoje existente Theatrum Anatomicun em Uppsala (Suécia), chamou de "vaso seroso" aos novos vasos e de "glândula aquosa" aos gânglios linfáticos.

Matriculado na Universidade de Leyden, na Holanda, o jovem dinamarquês Thomas Bartholin, de 21 anos, iniciou um longo caminho na análise dos estudos científicos. Bartholin se aprofundou nos descobrimentos de G. Aselli, tornandos-o mais evidentes ao injetar substâncias de contraste que permitiam comprovar o descobrimento dos vasos, aos quais chamou de "vasos linfáticos" e "linfa" devido ao aspecto cristalino que apresentavam. Em seu trabalho apresentado em março de 1652, informou a existência dos vasos linfáticos. Um mês depois de Bartholin, Rudbeck comunicou descobrimentos similares, o que o levou a acusar de plágio o trabalho do médico dinamarquês.

Rudbeck baseou sua acusação no fato de que um ano antes ele havia notificado a existência dos vasos linfáticos da cavidade abdominal.

---

1 Jean Pecquet, *Experimenta nova anatomica* (Paris, 1651). Trad. ingl.: *New Anatomical Experiments* (Londres: Octavian, 1653).

Apesar disso, atribui-se a Thomas Bartholin o descobrimento do sistema linfático como um novo sistema circulatório. Nos quatro tratados que escreveu sobre anatomia e fisiologia, dedicados a seu rei Federico III, ele destacou que o sistema linfático era um sistema de "irrigação e limpeza" do organismo.

Em 1657, o suíço Johan Conrad Peyer descrevia órgãos linfoides do intestino delgado que receberam o nome de Placas de Peyer.

A descrição topográfica que Anton Nuck (1650-1692) realizou sobre o sistema incidiu notavelmente nos trabalhos que se desenvolveram sobre o assunto.

Paolo Mascagni (1752-1815) obteve detalhada informação dos vasos linfáticos tanto superficiais quanto profundos, gerando a importante monografia *Vasorum lymphaticorum corporis humani, historia et ichnographia*,[2] apresentada em 1787. Isso só foi possível mediante a inoculação de mercúrio ou azul da prússia, dissolvido em trementina e éter, que lhes deu cor, maior relevo e facilidade de estudo.

Vários foram os estudiosos que utilizaram meios de contraste para permitir uma visualização melhor e facilitar a dissecção dos vasos linfáticos. Atualmente se aplicam novos métodos e observação, como a microcintilografia por fluorescência.

Foram vários os cientistas que, com seu esforço, deram um elo mais forte ainda aos estudos realizados, tais como Vieussens (1705), Boerhaave (1738), Hunter (1784), Virchow (1858) e Recklinghausen (1862), entre outros.

O cirurgião austríaco doutor A. Winiwarter (1848-1917) expôs em seu livro *Die Elephantiasis*,[3] no ano 1892, o desenvolvimento de uma "suave massagem aplicada de proximal a distal" nos doentes acometidos de edemas importantes, juntamente com meias compressivas e tratamento postural. No entanto, ainda que sua terapia oferecesse bons resultados, logo caiu no esquecimento.

O incomparável avanço tecnológico leva consigo um conhecimento ampliado dessas complexas e perfeitas estruturas que formam a engrena-

2 Paolo Mascagni, *Vasorum lymphaticorum corporis humani historia et ichnographia* (Siena: Pazzani Carli, 1787).

3 A. Winiwarter, *Die Elephantiasis Deutsche Chirurgie* (Stuttgart: Enke, 1892).

gem do nosso organismo e tem permitido obter maior entendimento do tema a que nos atemos: o sistema linfático.

Origem e evolução da DLM

No final dos anos 1920 e início da década de 1930, o casal dinamarquês Emil (1896-1986) e Estrid Vodder (-1996) trabalhou em um balneário na Riviera Francesa, mais precisamente na cidade de Cannes, onde se dedicaram durante cinco anos à reabilitação. Emil era doutor em filosofia e em história da arte, e Estrid, naturopata.

Grande parte dos pacientes que atendiam era de ingleses que se deslocavam para a costa mediterrânea francesa para beneficiar-se do clima, coisa que não era de estranhar dada a meteorologia londrina. Curiosamente, observaram que a maioria deles apresentava inflamações nos gânglios linfáticos do pescoço e que todos sofriam com doenças crônicas nas vias respiratórias superiores (sinusite, amidalite, rinite, faringite, etc.).

O espírito sonhador, o desejo de ajudar ao próximo e a capacidade criativa do casal despertaram quando eles criaram uma técnica de massagem manual que atuava diretamente sobre os vasos, gânglios e cadeias linfáticas. Ambos visualizavam as vias de drenagem até o pescoço e consideraram que, se os gânglios estavam inflamados, poderia ser consequência das afecções das quais padeciam seus pacientes. Assim, de maneira intuitiva, começaram a trabalhar sobre a pele com movimentos suaves, pretendendo atuar sobre a recuperação desses gânglios.

Emil e Estrid observaram que suas cuidadosas manipulações reduziam o tamanho dos gânglios inflamados e simultaneamente traziam melhora ao estado de saúde dos pacientes.

Atrever-se a trabalhar sobre nódulos inflamados, quando a medicina considerava totalmente inadequado, só podia ser obra de seres especiais, atrevidos, atirados e fiéis a suas convicções. Suas intuições tinham bom embasamento. Hoje sabemos que a contraindicação da técnica recai sobre as inflamações agudas, mas não é contraindicada em afecções crônicas, nas quais a palpação não é dolorosa.

O doutor Emil Vodder nasceu em Copenhage, estudou línguas, canto, biologia, mineralogia e citologia. Seus estudos de medicina foram interrompidos por causa das febres de malta que sofria. Apesar disso, dedicou sua vida para desenvolver um método terapêutico que ajudaria as pessoas enfermas.

Quando ninguém se atrevia a tocar gânglios inflamados, ele e sua esposa o faziam, espalhando as sementes de uma terapia manual que o imortalizaria.

No ano de 1933, sempre movido por sua constante curiosidade, juntamente com sua esposa Estrid, mudaram-se para Paris, onde continuaram estudando biologia e o sistema linfático. Dia a dia cresciam suas descobertas, chegando às primeiras manobras circulares sobre a pele, sempre respeitando sua crença na lei biológica fundamental de Arndt-Schult que diz: os estímulos suaves atuam potencializando e os estímulos fortes, paralisando.

As principais características de sua técnica se baseavam em movimentos monótonos, lentos, harmônicos, suaves e rítmicos, de forma que as mãos pudessem se adequar às necessidades de cada indivíduo. Esses movimentos deveriam respeitar sempre uma direção correta, seguindo o fluxo linfático superficial em direção ao "terminal" (espaço supraclavicular mediano), ponto final da circulação linfática.

Devido à grande quantidade de seguidores, era chegado o momento de Vodder apresentar seu método em público. Assim, na primavera de 1936, em um congresso em Paris, e em novembro do mesmo ano na Dinamarca,[4] foi apresentado um método que abriu as portas para uma inevitável difusão que a partir daquele momento se iniciava.

"Método revolucionário no tratamento da pele" – foi assim que ele qualificou seu invento. Não era de estranhar que fossem as áreas da beleza e os massagistas a seguir seus ensinamentos, já que eles conseguiam comprovar por si mesmos a eficácia da DLM quando a aplicavam em alterações cutâneas como hematomas, alterações de circulação periférica, feridas, etc. Seja lá como fosse, o resultado sempre era favorável.

4 E. Vodder, "Le drainage lymphatique, une nouvelle methode therapeutique", em *Revue d'Hygiène Individuelle Santé pour Tous*, Paris, 1936; e em *Ny Tid og Vi*, Dinamarca, 1936.

Com o início da Segunda Guerra Mundial, Vodder se viu obrigado a voltar para sua pátria, e assim foi fundada sua escola e clínica em Copenhage no ano de 1942, onde trabalhou juntamente com Estrid até 1967.

No ano de 1966, o fisioterapeuta alemão Gunther Wittlinger (1928-1986) e sua esposa Hildegard mudaram-se para a Áustria, onde fundaram um pequeno centro dedicado à reabilitação e um albergue para pessoas necessitadas de tratamento terapêutico. Foi então que Hildegard soube do dinamarquês que havia descoberto um método insuperável que atingia verdadeiros prodígios. O desejo de se superar e oferecer um melhor tratamento aos seus pacientes fez que Gunther pesquisasse tudo o que estivesse relacionado a esse tal método insuperável. Foi assim que ele veio a participar do curso do doutor Vodder na cidade de Ulm, na Alemanha.

Cativado por seus ensinamentos, Gunther mudou-se para a Dinamarca, onde logo se transformou em auxiliar do doutor Vodder, ajudando-o a ensinar durante as manhãs e trabalhando na clínica no período da tarde. Assim, começou a praticar a DLM, a que se dedicaria por toda a vida. Durante 1967 e 1968, já como professor de DLM, Gunther acompanhou doutor Vodder em suas viagens de ensino.

O médico húngaro Michael Földi, diretor da Universidade de Medicina de Budapeste, foi contratado por um laboratório na Alemanha e assim conheceu a DLM. Földi ficou muito interessado nas possibilidades que oferecia o invento do doutor Vodder, comprovadas pela criação de escolas de drenagem, e se uniu à primeira associação de DLM, colaborando estreitamente com seus fundadores (Vodder, Asdonk e Wittlinger). Földi estudou inicialmente as vias linfáticas da cabeça e da nuca e suas interligações com o líquor cerebroespinhal. Logo após, em conjunto com Wittlinger, iniciou uma pesquisa com quarenta ratos, dos quais cortaram as vias eferentes dos vasos linfáticos do pescoço, provocando uma encefalopatia do tipo experimental que produziu edemas linfostáticos. Dez ratos foram tratados com cumarina (benzopirona), dez com DLM, dez com DLM e cumarina e dez não receberam tratamento algum. Gunther aplicava DLM com dois dedos sobre o pescoço e a face dos ratos, diariamente, durante vinte minutos. O resultado foi surpreendente. Os edemas desapareceram quase por completo dos tecidos afetados nos ratos tratados, enquanto o grupo de controle, que não recebia DLM, desenvolveu grandes edemas na cabeça – as áreas mais afetadas foram as bochechas, a língua e o fundo dos olhos. Esse fenômeno interessou ao histólogo australiano Cashley Smith, que já em 1972 havia demonstrado a absorção de moléculas de grande tamanho por meio dos vasos iniciais linfáticos e, em 1976, descreveu os canais e as ranhuras pré-linfáticas existentes nos tecidos.

Em 1962, o doutor Johannes Asdonk (1910-2003), clínico geral em Essen, na Alemanha, por intermédio de sua ajudante e futura esposa Christa Bartetzko, tomou conhecimento da DLM e, em 1963, aprendeu pessoalmente as técnicas de massagem do edema com o doutor Vodder em Copenhage. Asdonk reconheceu muito rapidamente que a DLM é um descongestionamento do interstício, ou seja, de uma drenagem intersticial, e ministrou com Vodder o primeiro curso de drenagem linfática em Essen, em 1965. No ano seguinte, devido ao aumento das áreas de indicação em razão dos diversos tipos de edemas, o curso foi ampliado para duas semanas. Em 1966 foi fundada, em Zurique, a International Society of Limphology (ISL). Em 1967 Asdonk funda, juntamente com outros cientistas, a Sociedade para Drenagem Linfática Manual Doutor Vodder, que realiza sua primeira assembleia em 1968.

Em 1969 é fundada a primeira escola de drenagem linfática por Asdonk, em Essen, batizada com o nome de Dr. Vodder-Schule. Em 1972, o doutor Asdonk abandona seu consultório em Essen e transfere-se para o sul da Floresta Negra para dedicar-se intensivamente a essa terapia em seu Dr. Vodder-Zentrum em Saig, fundado em setembro de 1972. No ano de 1971 é inaugurada a Dr. Vodder Schule Walchsee (Áustria), pioneira em seguir a metodologia Vodder, cujo objetivo foi, e continua sendo, preservar a técnica original. No entanto, a evolução científica tem mostrado que, respeitando-se a técnica, se pode ampliar sua utilização, obtendo um maior campo de ação.

Em setembro de 1973 o doutor Asdonk recebeu o reconhecimento oficial de sua clínica como a primeira do mundo especializada em linfologia, batizada por Asdonk como Dr.-Vodder-Klinik. Em vista de seu sensacional sucesso no tratamento de linfedemas, a obrigatoriedade de pagamento da DLM foi, desde 1974, reconhecida pelo Instituto Alemão de Previdência Social oficial. Ao mesmo tempo, o curso de drenagem linfática foi prolongado para quatro semanas, conforme exigência da associação das instituições participantes do sistema de saúde alemão, para propiciar a formação de linfoterapeutas qualificados para o tratamento ambulatorial. Esses cursos de drenagem linfática de quatro semanas são obrigatórios até hoje.

Foram vários os trabalhos e pesquisas que se iniciaram para provar a eficácia da DLM. No início somente era atribuída uma ação de esvaziamento dos vasos, até que se demonstrou que o sistema linfático era um sistema que se iniciava logo na periferia e que a pressão oncótica das veias vizinhas atuava sobre suas paredes. Ampliaram-se os efeitos da DLM quando foram estabelecidas suas bases no processo de formação da linfa. Posteriormente, a inter-relação com o sistema imunológico abriu novas portas que demonstraram maior alcance da técnica, ampliando suas possibilidades de aplicação.

Infelizmente, logo depois ocorreram desavenças entre Asdonk e Vodder. Asdonk, com o uso frequente da DLM, percebeu que alguns procedimentos de massagem deveriam ser modificados para serem mais eficazes, o que foi terminantemente recusado por Vodder também em relação aos diversos procedimentos de massagem para edemas, desenvolvidos por Asdonk. Por outro lado, Asdonk também se tornou consciente de que, além da DLM, era necessário o tratamento contínuo do edema com compressão, para que a melhora conseguida com a DLM fosse mantida.

Segundo algumas publicações, foi o doutor Asdonk o médico que acompanhou mais de 20 mil pacientes em sua clínica de tratamentos terapêuticos baseados em DLM. Baseado nessa experiência clínica, publicou as primeiras contraindicações e indicações terapêuticas da DLM.

Em janeiro de 1975 a clínica, aproveitando o ensejo da mudança para a região do Feldberg, foi rebatizada com o nome de Feldbergklinik Dr. Asdonk.

Os assessores científicos mais importantes do doutor Asdonk foram o fisiologista professor doutor E. Kuhnke, de Bonn, que descobriu o método de medida dos 4 cm para membros, assim como o professor doutor Michael Földi, que com sua esposa doutora E. Földi, atuou no período de 1978 a 1981 no Hospital de Feldberg.

Em 1976 foi desfeita a Sociedade para Drenagem Linfática Manual Doutor Vodder e, em seu lugar, foi fundada a Associação Alemã para Linfologia, que realizava congressos anuais com a finalidade de pesquisas em linfologia. A mesma finalidade tem a Associação Linfológica da Língua Alemã, uma associação internacional.

São terminologias registradas por Asdonk:

- drenagem linfática terapêutica;
- fisioterapia complexa de descongestionamento (FCD);
- descongestionamento físico combinado;
- fisioterapia de descongestionamento (FTD);
- fisioterapia do edema.

Depois deles, ainda houve o professor doutor H. Mislin, que examinou os mecanismos da motricidade dos capilares e dos vasos linfáticos. Mais tarde se juntaram cientistas renomados, como professor doutor Kuhnke, doutor Gregl, doutor Schoberth, doutor Collard, doutor Clodius, doutor Schneider, além das pesquisas de G. Delacave, P. Lievens, Y. Geysels, R. Meeuwsen, I. Caplan, E. Kerchofs, P. Klein, L. Marcovecchio, J-L. Ciucci, J. P. Belgrado, O. Leduc, B. Chikly, F. Viñas e muitos outros, para defender os méritos da DLM com trabalhos científicos.

Para a medicina, tudo o que não está provado cientificamente não tem aceitação. Foi necessário que vários seguidores do doutor Vodder se unissem para que isso fosse feito. Os estudos de grandes linfólogos permitiram demonstrar que a DLM é extremamente efetiva nos tratamentos dos edemas linfostáticos ou linfedemas, sendo insubstituível em tratamentos conjuntos com outras metodologias terapêuticas.

Dos seguidores de Vodder, considera-se que Gunther Wittlinger, sempre amparado em bases científicas, foi quem mais defendeu e apoiou a metodologia Vodder, mesmo quando todos os outros lhe deram as costas. Prova disso é a existência até os dias de hoje da Dr. Vodder Schule, na Áustria, que teve sua direção assumida pelos filhos do casal Wittlinger, que cuidam para que a metodologia se mantenha disseminando por vários países do mundo.

A prática da DLM deve muito ao doutor Vodder, já que não é possível falar de drenagem sem pensarmos nele, mas isso não é motivo para que a DLM não possa evoluir e que se modifiquem os aspectos técnicos passíveis de melhora. Assim, por exemplo, existem algumas manobras do método Vodder que não exercem nenhum efeito drenante e sim um efeito de adorno. Por isso decidimos seguir uma técnica muito mais lógica e razoável, respeitando, porém, a essência fundamental das manipulações de DLM. Dessa forma, conseguimos uma compreensão melhor e uma aprendizagem mais facial dessa técnica tão especial de manipulação.

Hoje, no Brasil, a exemplo das ações do governo alemão, algumas empresas de seguro-saúde já reembolsam seus clientes quando medicado uso de DLM para tratar linfedemas. Vale ressaltar que isso ocorre somente quando a terapêutica é prescrita por médicos e realizada por técnicos qualificados.

O objetivo principal deste livro é facilitar a aprendizagem da DLM, separando o trigo da palha e fazendo que o praticante do método se torne um ser pensante e criativo, sem que seja necessária a memorização de uma sequência de passos pouco inteligentes, como ocorre até hoje na maioria das escolas tradicionais.

PARTE I

FISIOLOGIA DO SISTEMA LINFÁTICO

INTRODUÇÃO

O sistema linfático é uma via acessória de circulação pela qual o líquido pode retornar dos espaços intersticiais para o sangue. Talvez seja, apesar dos avanços na última década, a mais desconhecida e, portanto, a mais difícil de se compreender entre as três vias do sistema circulatório que promovem os constantes movimentos dos fluidos corpóreos.

O sistema linfático é composto por capilares linfáticos, que são os linfáticos iniciais, os quais chegam aos troncos linfáticos e desembocam à direita no duto linfático e à esquerda no ducto torácico. O sistema linfático é valvulado em todo seu trajeto, fazendo com que a linfa não reflua, e funcionalmente é responsável pelo transporte e pela formação da linfa. Esse sistema retira o líquido acumulado no espaço intersticial e o leva de novo ao sangue por meio de drenagem dos dutos linfáticos, fluindo pelo canal torácico, junto às junções venosas da veia jugular interna e subclávia bilateralmente. No trajeto dos vasos linfáticos, encontramos grupos de linfócitos encapsulados que são chamados de linfonodos, os quais filtram a linfa exercendo sua função no sistema imunológico.

SISTEMA DEFENSIVO DO ORGANISMO

Estamos expostos continuamente à invasão de agentes nocivos ao nosso corpo e temos a capacidade de nos defender dessa invasão graças ao sistema imunológico, mediante duas maneiras: a) inespecífica; e b) específica.

Sistema imunitário inespecífico

Nosso organismo se defende de maneira rápida e inespecífica por meio de células que destroem os agentes patogênicos que entram em nosso organismo. Essa defesa acontece com as células com capacidade fagocitária, que levam partículas grandes ou agentes estranhos para seu interior, destruindo-os. São os macrófagos, localizados em todos os nossos tecidos: conjuntivo (listiócitos), sangue (monócitos), fígado (célula de Kuffer), baço, meninges, alvéolos pulmonares e em tecidos com infecção.

Sistema imunitário específico

Realiza-se através dos linfócitos T e B. O linfócito T cria uma resposta imune celular direta, enquanto o linfócito B o faz por meio dos anticorpos. São encontrados no sangue, linfa, gânglios linfáticos, líquidos corporais, tecido conjuntivo e órgãos linfoides especializados, tais como: baço, timo, medula vermelha dos ossos, amídalas e folículos linfoides das mucosas.

Órgãos linfoides

Baço

Muito vascularizado, situa-se na parte superior esquerda da cavidade abdominal, medindo por volta de 12 cm e com peso, no indivíduo adulto, de 150 g. O baço diminui com a idade e aumenta durante a digestão e em certas enfermidades, como o paludismo. O baço se encarrega de eliminar do sangue restos celulares, produtos da destruição de plaquetas, leucócitos e hemácias velhas. Quando essas últimas são destruídas, formam-se o ferro e a bilirrubina, que vão para o sangue. A bilirrubina será excretada pelo fígado e o ferro será utilizado na formação de novas hemácias. O baço atua como reservatório sanguíneo por meio de suas fibras elásticas, que se contraem e mandam maior quantidade de sangue para a corrente sanguínea, quando necessário. Participa também na formação de plaquetas, hemácias e linfócitos. É um órgão importante na defesa imunitária de nosso organismo, pois é onde se dão a proliferação de macrófagos e a diferenciação de células plasmáticas produtoras de anticorpos.

Timo

Situa-se atrás do esterno, no mediastino anterior. Varia de tamanho com a idade, chegando ao seu maior tamanho na puberdade, a partir daí envolvendo e se transformando em tecido adiposo. No timo se dá a diferenciação de linfócitos em linfócitos T. Através do timo se desenvolvem os outros órgãos linfoides e a formação de linfócitos por estes órgãos. O timo produz o hormônio timo sina, que influi no desenvolvimento das glândulas sexuais e no crescimento do indivíduo.

Medula vermelha dos ossos

É onde se formam as células precursoras das hemácias, das plaquetas e dos linfócitos, e onde se dá a transformação de linfócito em linfócito T.

Amídalas

São órgãos onde se encontra tecido linfoide não encapsulado, como nos gânglios, baço e timo. Localiza-se no pescoço, na altura da faringe, formando um anel defensivo denominado anel linfático de Waldemir. Esse anel é formado pela amídala faríngea (na fossa vasofaríngea). É um mecanismo de defesa rápido contra os agentes patogênicos que entram pelo nariz e pela boca, e que são rapidamente destruídos pelos linfócitos T e B que nelas se agrupam.

Folículos linfoides das mucosas

São grupamentos de tecido linfoide não encapsulado, nas paredes dos brônquios, esôfago, intestino delgado (placas de Peyer), apêndice vermiforme e agrupamentos menos importantes, tais como colo e reto. Respondem a agentes patogênicos que penetram pelas vias respiratórias e digestivas.

SISTEMA CIRCULATÓRIO SANGUÍNEO

É encarregado pelo transporte dos nutrientes aos tecidos e pela retirada de resíduos metabólicos para eliminação. O sistema circulatório sanguíneo subdivide-se em sistema arterial e sistema venoso. Cada sistema é formado por vasos de diferentes estruturas e funções.

Sistema arterial

Artérias são vasos que conduzem o sangue do coração aos tecidos. Dividem-se à medida que saem do coração, diminuindo seu calibre e a estrutura de sua parede, onde existem três camadas:

1. interna ou íntima;
2. média ou muscular;
3. externa ou adventícia.

Nessas camadas encontramos fibras lisas, elásticas e colágenas. As últimas são abundantes na camada externa, dando um aspecto de resistência e elasticidade à artéria e permitindo que o sangue flua de maneira rápida e eficiente. Na camada externa, temos pequenos vasos sanguíneos que trazem os nutrientes necessários à parede arterial.

As arteríolas são os menores vasos do sistema arterial. Suas paredes mais finas têm uma poderosa capa muscular que atua como válvula de controle, regulando o fluxo até o capilar sanguíneo.

Capilares sanguíneos

São os mais numerosos e os menores vãos do sistema sanguíneo. Constituem uma rede de vasos que interligam o sistema arterial ao sistema venoso.

A função mais específica da circulação sanguínea é realizada pelos capilares sanguíneos, ou seja, eles realizam o intercâmbio do elemento nutritivo com o espaço intersticial para a nutrição celular e a captação dos resíduos metabólicos para a sua eliminação. O sangue sai da arteríola e entra nos capilares. Alguns, mais volumosos, recebem o nome de vias preferenciais; outros, menores, são os capilares verdadeiros ou nutricionais.

Os capilares preferenciais não permitem o intercâmbio de grandes quantidades de substâncias entre sangue e líquido intersticial, formando as anastomoses, artérias venosas que permitem um fluxo de sangue arterial até os plexos venosos.

Os capilares nutricionais permitem a passagem de substâncias do capilar ao espaço intersticial (filtração) e vice-versa (absorção).

Capilar arterial e capilar venoso

Na primeira rede capilar, denominada capilar arterial, ocorre o processo de filtração. Na segunda rede capilar, chamada venosa, temos a absorção.

O ponto onde o capilar arterial se converte em capilar venoso denomina-se Iso-Ring, Anel Iso ou anel de isolamento, onde os processos de filtração e absorção se equilibram.

Sistema venoso

Os capilares se convergem formando as vênulas, cuja função é receber o sangue dos leitos capilares, levando-o até as veias. Elas recebem o sangue dos tecidos e o conduzem ao pulmão e ao coração. As paredes das veias são impermeáveis e têm três camadas como as artérias, porém mais finas e elásticas, o que lhes dá capacidade de aumentar o seu tamanho, armazenando mais ou menos quantidade de sangue conforme as necessidades do organismo. As veias apresentam válvulas em seu interior formadas por pregas da camada média, que favorecem o fluxo do sangue ao coração, já que o sistema venoso é de baixa pressão e suporta os efeitos da pressão hidrostática e da gravidade. As veias são em maior quantidade que as artérias, e ambas seguem o mesmo trajeto.

Fisiologia e função da microcirculação

O sistema circulatório é o responsável pela constante movimentação dos fluidos corporais por meio do linfangion, das contrações musculares, do batimento arterial sobre veias (pressão *vis a latere*), dos movimentos respiratórios (pressão *vis a fronte*), dos vasos linfáticos, da ação da gravidade (pressão gravitacional) e da ação da pressão coloidosmótica.

O sistema cardiovascular faz a movimentação dos fluidos em seu próprio sistema, que leva os nutrientes para todas as células vivas do organismo e remove os metabólitos celulares destas. O espaço intersticial funciona como mediador de troca entre as células e a corrente circulatória, que está intimamente influenciada pelos movimentos de propulsão, pela ação da gravidade e pela concentração dos fluidos no intravascular, extravascular e intracelular.

A parede capilar arterial é a interface entre a corrente sanguínea e o interstício celular, atuando em todas as estruturas do sistema cardiovascular.

Sem conhecer a física da circulação nem ter conhecimento geral de seu funcionamento, fica praticamente impossível entender bem a fisiologia e a função do sistema linfático.

São os aspectos da física básicos que atuam no movimento dos condutores cilíndricos, nos movimentos das bombas propulsoras e no deslocamento nos espaços intercelulares e celulares.

Existe um diferencial de pressão que atua sobre um fluido gerando seu deslocamento. A hidrostática define como fluido a matéria que toma a forma do reservatório no qual está contida e como pressão a força que o fluido exerce sobre uma superfície unitária, que, segundo Pascal, rege o comportamento dos fluidos em repouso.

A diferença de pressão entre dois pontos é dada por $\Delta p = P \times G \times \Delta h$, sendo:

Δp – diferença de pressão

P – densidade do líquido

G – aceleração da gravidade

Δh – diferença de profundidade entre dois pontos.

O sistema venoso é afetado constantemente pela ação gravitacional principalmente no caso de insuficiência venosa, da qual os pacientes referem que, quando acordam, as pernas e os pés estão sem edema nem as dores características da insuficiência venosa, mas que com o passar do dia, dependendo muito da atividade, aparecem edema e as dores, que melhoram com o repouso e, se possível, em trendelemburg (repouso com as pernas elevadas). É lógico que, por causa da constante movimentação do sangue, a pressão hidrostática se aplica de forma apenas aproximada à do sistema cardiovascular. Nas grandes artérias, há pouca dissipação de energia, levando a uma mínima queda de pressão. A pressão arterial do indivíduo em posição horizontal é praticamente a mesma, com pressões semelhantes da cabeça aos pés; e na posição vertical, por causa da ação da pressão gravitacional, a pressão é maior nos pés do que na cabeça, melhorando a irrigação dos membros inferiores.

O sistema venoso também é extremante influenciado pelas pressões. Quando o indivíduo está deitado, não existem grandes diferenças, mas quando está em pé existe uma grande ação da pressão gravitacional sobre a coluna de sangue venoso, dificultando seu retorno das extremidades inferiores ao pulmão e ao coração.

O sistema linfático sofre grande ação da pressão gravitacional por ser um sistema de drenagem semelhante ao venoso. O indivíduo deitado mantém o equilíbrio no sistema de drenagem, eliminando o efeito da pressão gravitacional, e na posição ereta é grande a influência da ação da gravidade, havendo necessidade de auxílio de outras ações no sentido de manter o equilíbrio hemodinâmico de retorno venolinfático.

Esse auxílio se faz por meio da ação propulsora da atividade muscular dos músculos da panturrilha, que é chamado de coração venoso. A integridade do músculo esquelético é vital para o retorno venolinfático.

Resumindo, o sistema cardiovascular, principalmente o sistema de drenagem venolinfática, trabalha com o indivíduo em pé contra a ação da gravidade nas regiões abaixo do pulmão e do coração.

Existe outro aspecto que influencia as propriedades dos fluidos em movimento, as regras da hidrodinâmica, em que a equação $F = V \times S$, fluxo (F) é dependente da V (velocidade dada pela distância/tempo) e S (seção transversa). Sendo F o fluxo dado pelo volume/tempo (litros por segundo). Em qualquer mamífero, em que o sistema circulatório é em circuito fechado, a velocidade varia de acordo com a seção transversa, sendo máxima na raiz da aorta.

A movimentação dos fluidos corpóreos ocorre porque há constante diferencial de pressão entre a extremidade dos vasos e dos fluidos, que banham todas as células. O coração é o órgão principal na geração de constante diferencial de pressão, deslocando o sangue arterial e transmitindo força necessária ao sistema venoso, ou seja, aos capilares venosos (pressão *vis a tergo*), permitindo drenagem sanguínea até atingir o átrio direito (pressão zero).

Em relação à drenagem venosa, temos as pressões:

- pressão *vis a tergo* – pressão nos capilares venosos;
- pressão *vis a latere* – batimento arterial sobre veias;
- pressão *vis a fonte* – pressão subatmosférica gerada pelo movimento respiratório, associado ao deslocamento do diafragma sobre os vasos.

Esses mecanismos descritos são suficientes para o indivíduo em posição horizontal (deitado), mas quando ele está em pé, por causa da ação da gravidade (pressão gravitacional), necessita, como descrito anteriormente, do auxílio do sistema osteoarticular e muscular para o retorno venolinfático, mecanismos estes que interferem no deslocamento dos fluidos dentro dos vasos e pela parede dos vasos capilares.

Principais funções do sistema linfático:

- recolocar proteínas e macromoléculas no sistema sanguíneo;
- reserva funcional do sistema venoso;
- função imunológica;
- proteger contra disseminação tumoral;
- via de absorção de nutrientes vindos do trato gastrointestinal.

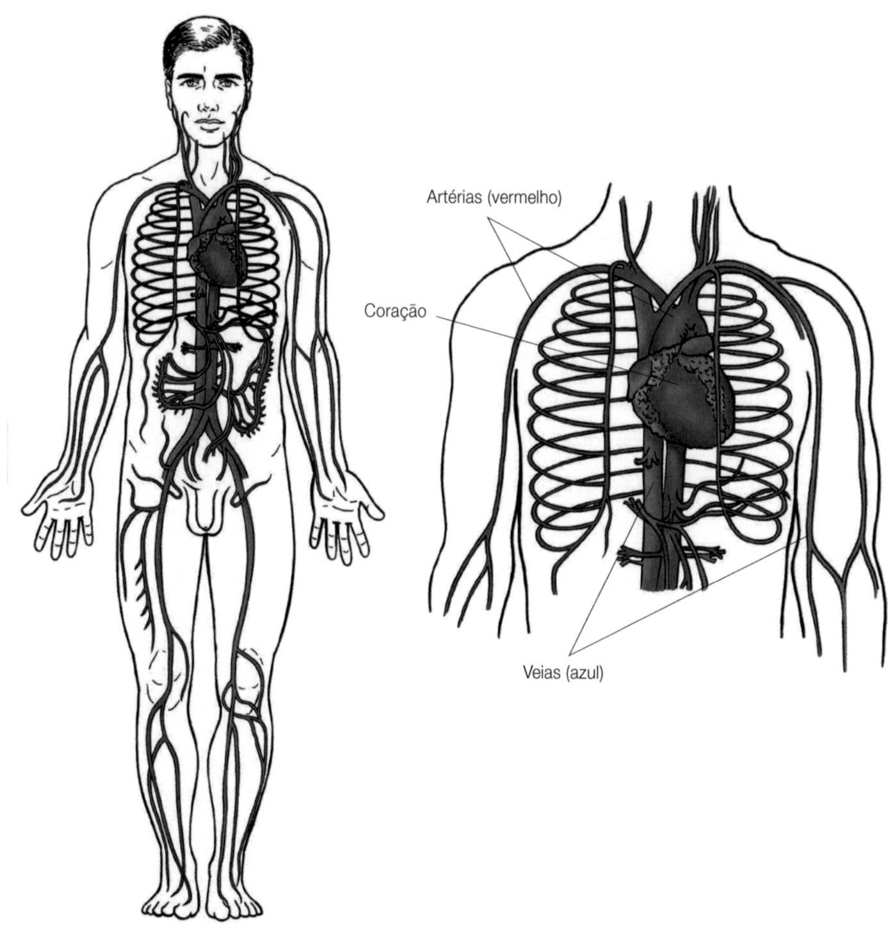

1 Circulação arterial e venosa.

SISTEMA CIRCULATÓRIO LINFÁTICO

É um sistema circulatório aberto, cuja anatomia varia de um indivíduo a outro conforme suas nessidades fisiológicas. Como já dissemos, esse sistema circulatório transcorre paralelamente às veias, seguindo o mesmo sentido. Inicia-se no espaço intercelular, com os vasos linfáticos iniciais, e termina na junção jugular-subclávia direita e esquerda, onde há a integração do sistema linfático com o sanguíneo.

Existem outros pontos com anastomoses linfovenosas, principalmente nos *vasa vasorum* dos vasos linfáticos e gânglios linfáticos.

Seus componentes principais são:

- canais pré-linfáticos;
- capilares linfáticos;
- vasos coletores ou linfáticos:
  - pré-coletores;
  - coletores aferentes, eferentes e linfonodos;
  - troncos linfáticos;

  - dutos linfáticos;
- gânglios ou nódulos linfáticos (*angion* ou *linfagion*).

Temos vasos linfáticos em toda a região do corpo, exceto na córnea, cristalino, cartilagem, camada óssea cortical, retina e sistema nervoso central.

Canais pré-linfáticos

São tubos abertos formados pela distribuição das fibras elásticas dos espaços abertos que conduzem a carga linfática ao capilar linfático. Podemos dizer que o sistema linfático se inicia neles, podendo-se dar ao sistema a denominação de sistema circulatório aberto.

Capilares linfáticos

Capilares linfáticos, ou vasos iniciais linfáticos, são os menores vãos do sistema. Encontram-se no espaço intersticial em forma de rede, iniciando-se como um saco de fundo cego ou tubo fechado no seu início, e vão se unindo como teia de aranha para dar lugar aos vãos coletores. Suas paredes são formadas por células endoteliais em uma só camada. Em sua superfície externa se apresentam filamentos de ácido hialurônico que invadem o espaço intersticial, combinando com as fibras colágenas do tecido conjuntivo. Em seus extremos as células se sobrepõem, formando os complexos de união, que podem ser de três tipos:

1. união fechada;
2. união com aberturas estreitas;
3. união aberta.

A presença de filamentos de fixação e o tipo de união intercelular constituem pequenas válvulas em suas paredes, que se abrem até o interior dos vasos linfáticos e têm grande importância na formação da linfa.

Também apresentam uma válvula no final do capilar e início do primeiro ânion.

O funcionamento do sistema linfático se inicia através dessas uniões intercelulares conforme as alterações de volume apresentadas pelo líquido intersticial.

Vasos ou coletores linfáticos

Pré-coletores

Pré-coletores são vasos de pequeno calibre entrelaçados com os vasos linfáticos, criando um espaço de transição até os coletores. Em seu interior começam a trabalhar as primeiras válvulas que permitem criar o fluxo linfático. Suas paredes são finas, podendo realizar em alguns casos a função dos capilares.

Coletores aferentes, eferentes e linfonodos

Os capilares linfáticos acompanham os capilares venosos, exceto no sistema nervoso central, na cartilagem, nos ossos, na medula óssea, na placenta e no globo ocular. Esses capilares formam os vasos linfáticos aferentes, que, diferentemente das veias, seguem em paralelo até alcançar a porção cortical do linfonodo. Desse, através do seu hilo, saem os vasos linfáticos eferentes, com calibre maior e em menor número, e que se dirigem, geralmente, a um outro linfonodo 1.

Os linfonodos variam em número e são encontrados mais ou menos, constantemente, em certas regiões definidas do corpo. Frequentemente dispõem-se em cadeias e variam consideravelmente em tamanho, podendo alcançar até 2,5 cm de diâmetro e geralmente apresentando forma ovalada ou arredondada.

O linfonodo apresenta, em um dos lados, uma pequena depressão, denominada hilo, através da qual os vasos sanguíneos entram e saem. O vaso linfático eferente também abandona o linfonodo por esta depressão, e os vãos linfáticos aferentes alcançam vários pontos ao longo da superfície convexa do linfonodo 2.

Com relação à sua localização, podem ser superficiais, e estão no tecido celular subcutâneo, ou profundos, abaixo da fáscia muscular e nas cavidades abdominal e torácica.

O linfonodo consiste em um aglomerado de tecido reticuloendotelial revestido por uma cápsula de tecido conjuntivo. Em sua superfície externa, a cápsula está aderida com o tecido conjuntivo circundante e, assim, mantido em posição. A cápsula consiste de feixes bastante compactos de tecido conjuntivo, de fibras elásticas e de algumas fibras musculares lisas. Em sua face interna, essa cápsula projeta para o parênquima trabéculas fibrosas que se estendem para o interior do linfonodo, conduzindo vasos sanguíneos e limitando os espaços para os folículos linfáticos.

Os folículos linfáticos recebem, geralmente, linfa através de um vaso linfático aferente que penetra no seio subcapsular, segue através dos seios trabeculares e medulares e, finalmente, é filtrada nas malhas desses seios, onde partículas podem ser retidas e a linfa enriquecida em células linfoides. Assim, os vasos linfáticos eferentes contêm muito mais linfócitos que os vasos linfáticos aferentes **2**.

O linfonodo atua, basicamente, em duas funções: 1) na filtração da linfa, quando partículas estranhas podem ser retidas; e 2) desempenhan-

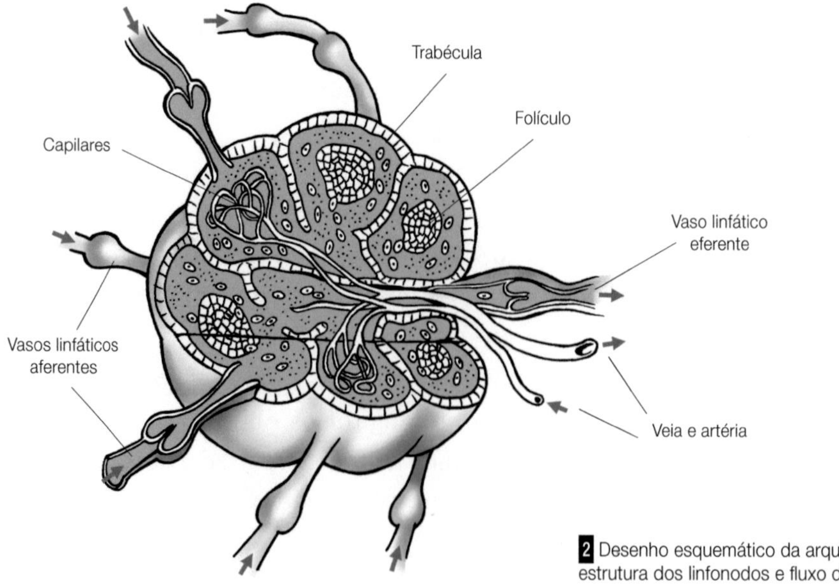

2 Desenho esquemático da arquitetura, estrutura dos linfonodos e fluxo da linfa.

do importante papel imunológico através de seus tipos principais: linfócitos e plasmócitos.

Troncos linfáticos

São os grandes vasos que recebem a linfa de grupos de coletores e drenam regiões amplas do organismo, desembocando nos condutores linfáticos. Suas paredes são semelhantes às de todos os coletores, porém com maior número de válvulas. Temos os seguintes troncos:

- três troncos abdominais: lombar, lomboaórtico ou abdominal direito e esquerdo e tronco intestinal;
- três troncos broncomediastínicos: tronco broncomediastínico direito e esquerdo e tronco mediastínico posterior;
- tronco jugular direito e esquerdo;
- tronco subclávio direito e esquerdo.

Dutos linfáticos

São os vasos mais volumosos do sistema linfático. Trazem a linfa dos grandes troncos para o sistema sanguíneo. Temos dois condutos linfáticos: o conduto linfático direito, ou grande veia linfática; e o conduto torácico.

O conduto linfático direito, ou grande veia linfática, resulta da convergência dos troncos jugulares, subclávios e broncomediastínicos, e é encontrado à frente do músculo escaleno anterior direito em sua borda medial, onde se encontra com o sistema venoso no ângulo formado pela jugular interna e subclávia direita. Esse conduto recebe a linfa procedente de:

- Metade direita da cabeça e do pescoço, através da jugular direita.
- Extremidade superior direita, através do tronco subclávio direito.
- Lado direito do tórax, pulmão direito, lado direito do coração e parte da superfície do fígado, através do tronco broncomediastínico direito.

O conduto ou duto torácico se inicia na cisterna de Pecquet, do quilo ou de Chyli, na altura das vértebras L1 e L2. É mais importante que o anterior devido à grande quantidade de linfa que transporta.

Na fase adulta o duto mede em geral entre 38 cm e 45 cm, incluindo a cisterna de Pecquet. É ascendente desde o seu início, atravessa o diafragma e chega ao tórax, finalizando seu trajeto entrando na corrente sanguínea no ângulo formado pela veia jugular interna e subclávia esquerda.

O conduto torácico recebe linfa em todo o seu trajeto. No início recebe linfa dos últimos sete espaços intercostais e diafragma; no tórax recebe vasos linfáticos da região lombar alta, dos gânglios mediastínicos e dos seis primeiros espaços intercostais; no pescoço desloca o tronco-jugular esquerdo, subclávio esquerdo e tronco mediastínico esquerdo.

A cisterna do quilo é uma dilatação sacular que mede de 5 cm a 7 cm e recebe linfa dos troncos linfáticos intestinais e lombares direito e esquerdo, que trazem a linfa do abdome, região lombossacral glútea e das extremidades inferiores.

Gânglios ou nódulos linfáticos

São estruturas linfáticas existentes em todo o trajeto das vias linfáticas. Podem ser redondos ou ovalados, desde o tamanho de um grão de arroz até cerca de 2 cm. Geralmente estão agrupados em maior ou menor número, mas também podem estar isolados, formando grupos ganglionares que trazem a linfa de outros grupos ganglionares, ou de coletores linfáticos que drenam órgãos ou zonas extensas do organismo.

Estão cobertos por uma cápsula fibrosa de tecido conjuntivo e fibras elásticas, que penetram no interior do gânglio, formando trabéculas e dividindo-o em cavidades conectadas entre si que vão até o hilo.

Encontramos também no interior do gânglio tecido linforreticular formado por células, principalmente linfócitos T e B, células plasmáticas e macrófagos encarregados da defesa imunológica do nosso organismo.

Essas células se ordenam formando dois cordões – cortical e medular – e centros germinativos, deixando espaços chamados: 1) subcapsular; 2) cortical; e 3) medular.

Todos os gânglios têm uma irrigação arterial e uma drenagem venosa. Os gânglios linfáticos são encontrados em maior número na cabeça, no pescoço, no tórax, no abdome e nas regiões axilar e inguinocrural.

Funções do gânglio linfático

Em seu percurso pelas vias linfáticas, a linfa deve atravessar vários gânglios linfáticos que a depuram e a modificam. Suas principais funções são:

- Filtrar, neutralizando substâncias estranhas, como bactérias, metais, restos celulares, células malignas, e impedindo sua progressão pelo organismo.
- Produzir espessamento da linfa pela absorção de 40% do fluxo linfático, especialmente água e micromoléculas.
- Formar uma parte importante do sistema imunitário, pois quando necessário é no gânglio linfático que se dá a sensibilização dos linfócitos T e B; assim como a formação de novos linfócitos nos centros germinativos.

SISTEMA INTERSTICIAL

É formado por células, substância fundamental, fibras, fluidos e canais.

Tecido conjuntivo intersticial

Como os vasos linfáticos se iniciam no tecido conjuntivo intersticial e ali recolhem a linfa, é importante o conhecimento da anatomia e função desse tecido conjuntivo para o entendimento da troca de substância periférica, da formação da linfa e da origem do edema.

Desenvolvimento do tecido conjuntivo intersticial

O tecido conjuntivo intersticial é um tecido de sustenção amorfo e frouxo, localizado entre os órgãos, entre a pele e a musculatura como tecido subcutâneo, entre os feixes musculares isolados, entre a mucosa e a musculatura de órgãos ocos, em torno de vãos e nervos, assim como entre os espaços celulares dos órgãos. É, por isso, bastante espalhado pelo corpo e formado por: substância fundamental, fibras, células fixas e livres, vasos capilares e fibras nervosas 3.

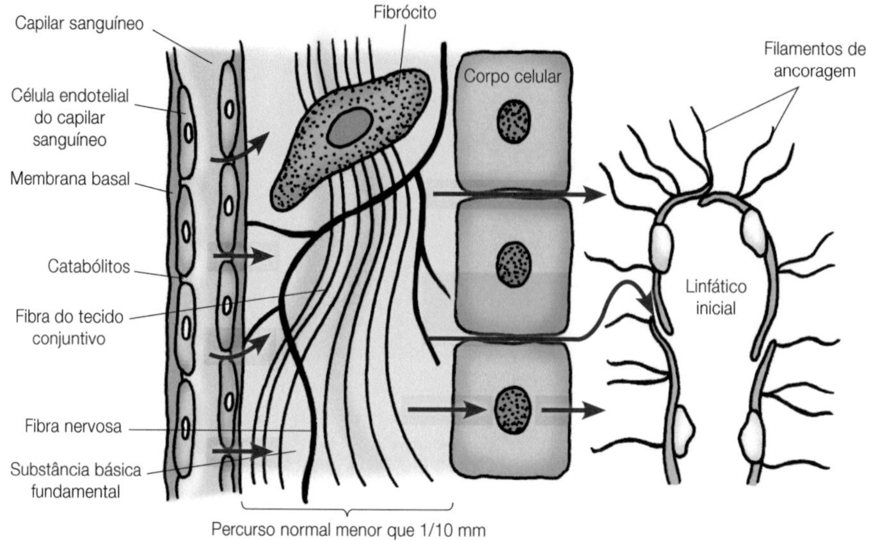

3 Esquema do tecido conjuntivo intersticial.

Substância fundamental

Para possibilitar o transporte de substância entre os capilares sanguíneos e as células, essas necessitam, assim como as células e fibras do tecido conjuntivo, ser embebidas em um líquido (substância fundamental). Trata-se de uma substância filtrada do plasma sanguíneo, pobre em proteínas (cerca de 2 g/dL a 3 g/dL), na qual está particularmente presente a imunoglobina, importante para a defesa de infecções. Cerca de 50% da proteína do plasma encontra-se sempre no espaço intersticial. Essa substância fundamental pode apresentar-se como gel ou sol. Na condição de gel, de pouca energia, a substância é mais viscosa que na condição fluida, rica em energia, de sol, em que o transporte de substância pelo interstício é facilitado. A viscosidade e a elasticidade dessa substância são determinadas por sexo, idade, constituição, órgãos e hormônios.

Fibras do tecido conjuntivo laxo

Fibras são as substâncias intercelulares moldadas e representam a massa principal do tecido conjuntivo intersticial. Há fibras colágenas, reticulares e elásticas. As diferentes características dessas fibras permitem que o tecido conjuntivo seja móvel, mas que não possa ser distendido excessivamente, para que possa retroceder à sua posição original.

Células fixas e livres

As células do tecido conjuntivo intersticial podem ser fixas (presas a um local) ou móveis (livres). As células fixas principais são os fibroblastos e os fibrócitos, responsáveis pela disposição uniforme das fibras e também pela cicatrização em casos de ferimentos. Às células móveis pertencem os histiócitos ou macrófagos, as células basófilas (linfócitos ou monócitos), as células do plasma, os mastócitos teciduais e os granulócitos. Os macrófagos teciduais, porém, pertecem também ao sistema reticuloendotelial. Eles podem atravessar o tecido lentamente, com movimentos ameboides, para fagocitar, isto é, ingerir diversas substâncias. Têm em comum com os monócitos uma importante função na defesa de infecções. Além disso podem, por meio da constituição de fermentos proteolíticos, decompor proteínas em aminoácidos. Esses não são obrigatoriamente linfáticos, podendo, em decorrência de seu pequeno tamanho molecular, ser absorvidos através dos capilares venosos. Linfócitos e monócitos são células redondas basófilas, que também possuem movimentos ameboides e podem fagocitar. Elas pertencem ao sistema de informação, alarme e defesa de nosso organismo. As células plasmáticas são encontradas somente em pequeno número. Sua tarefa principal é a sintetização da gamaglobulina, que é importante como anticorpo para a defesa de infecções. Os mastócitos teciduais contêm histemina e heparina, que são, na maioria, eosinófilos e igualmente capazes de movimentos ameboides.

Eles têm capacidade para a fagocitose e podem também eliminar bacilos, liberando enzimas proteolíticas ao se decompor. Os adipócitos aparecem em agrupamentos irregulares no tecido conjuntivo frouxo.

Fluidos intersticiais

No interstício ocorre o transporte de líquidos e moléculas, que depende de:

- redes que formam as moléculas de mucopolissacarídeos, que atuam como verdadeiro filtro;
- distância entre os capilares sanguíneos e linfáticos;
- tamanho das moléculas;
- canais existentes em estado coloidosmótico, em forma de gel, da substância fundamental.

Canais do espaço extracelular

As fibras elásticas do tecido conjuntivo se organizam formando canais abertos pelos quais existe um processo de capilarização dos líquidos e moléculas do interstício. Formam uma verdadeira rede pré-linfática, totalmente aberta, que se inicia ao lado do capilar sanguíneo e converge até o capilar linfático. Esses canais estão presentes em todos os tecidos e são desprovidos de parede endotelial; são muito importantes nos órgãos desprovidos de vasos linfáticos.

Funções do tecido conjuntivo

Nutrição das células

Como a maioria das células se encontra no tecido conjuntivo intersticial, é possível seu suprimento com nutrientes através desse tecido. Oxigênio e nutrientes são transportados para as células através do sangue arterial e penetram no interstício, na altura dos capilares sanguíneos. Eles alcançam cada célula principalmente por meio da difusão. Para ganho de energia, o oxigênio ali é transformado em dióxido de carbono e os nutrientes são colocados à disposição do metabolismo celular em forma de proteínas, carboidratos e lipídeos. Dos produtos finais do metabolismo celular, as moléculas menores, principalmente, são recolhidas pelos capilares venosos por difusão. Os produtos metabólicos macromoleculares só podem ser transportados através dos linfáticos iniciais.

Armazenamento

No tecido conjuntivo podem ser armazenadas grandes quantidades de lipídeos, carboidratos, proteínas e água, para que as células possam retirar os nutrientes necessários, de acordo com sua necessidade. Também vitaminas e hormônios são armazenados no tecido conjuntivo. Esses últimos podem ser liberados por estímulos nervosos, para direcionar processos metabólicos.

Defesa

No tecido conjuntivo ocorrem, além dos processos de defesa através da linfa, também os processos celulares, iniciados pelos macrófagos, linfócitos, monócitos e células do plasma. Ao mesmo tempo o tecido conjuntivo representa, por sua estrutura fibrilar, uma barreira mecânica que impede o alastramento de bacilos.

Deslizamento

O tecido conjuntivo frouxo possibilita um deslizamento entre pele e musculatura e entre os diversos órgãos, assim como a mobilidade da mucosa perante a musculatura dos órgãos ocos. O tecido conjuntivo frouxo possibilita ainda a deformação dos órgãos e o movimento da musculatura, permitindo a mobilidade entre os feixes musculares individuais.

Preenchimento

O tecido conjuntivo frouxo intersticial preenche os espaços entre os órgãos e no sistema de vasos e nervos, para que esses sigam protegidos.

A LINFA

Formação e transporte

A ultrafiltração no capilar arterial e a entrada do líquido intersticial no vaso linfático, onde ele passa a ser chamado de linfa, é quando basicamente se dá a formação da linfa.

Os mecanismos de difusão e ultrafiltração fazem que os fluidos saiam do capilar arterial para o interstício por meio de uma vasta área de superfície, que chega a medir de 500 m^2 a 700 m^2 e onde existem por volta de 10 bilhões de capilares, sendo local de constante troca de fluidos da corrente sanguínea com o extracelular. A ultrafiltração se dá pelas variações de pressão hidrostática no trajeto capilar arterial e venoso e pela diferença de pressão coloidosmótica entre a corrente sanguínea e o extracelular, troca esta feita por difusão.

A pressão medida nas extremidades dos capilares arteriais e venosos varia de acordo com o método utilizado. Com o método das micropipetas, a pressão na porção arterial do capilar mede de 30 mm a 40 mm de Hg e a venosa, de 10 mm a 15 mm de Hg. A pressão se reduz quando o sangue vai do capilar arterial para o venoso, sendo de 28 mm de Hg a pressão coloidosmótica.

A pressão no interstício é normalmente negativa, medindo de -2 mm a -6 mm de Hg conforme os tecidos.

A reabsorção do líquido intersticial é de 90% no capilar venoso e de 10% no linfático.

A pressão hidrostática é a responsável pela passagem dos líquidos e das substâncias nela contidas, pelos poros ou fendas existentes na parede dos capilares, para o interstício. As proteínas plasmáticas do líquido intersticial contribuem para o movimento dos fluidos no espaço intersticial por osmose.

Existe uma perda de 10% na reabsorção do fluido, pelos capilares arteriais e venosos, que é reabsorvido pelos capilares linfáticos.

Pelos capilares venosos retornam os fluidos e as partículas menores, e as partículas maiores, proteínas e macromoléculas, retornam pelo sistema linfático.

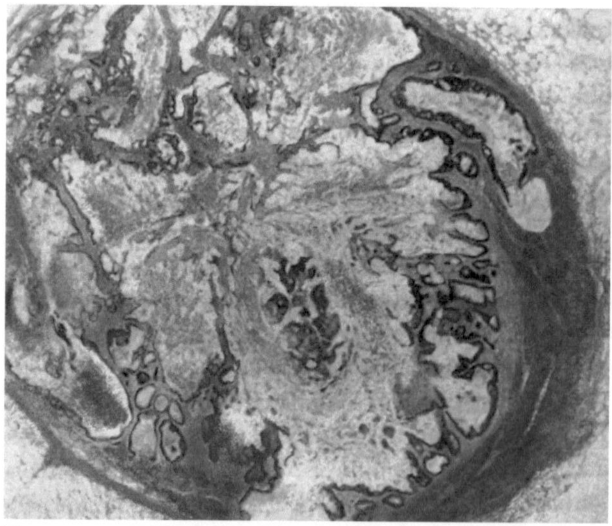

4 Linfonodo com restos de adenocarcinoma intestinal, com substituição em grande quantidade do tecido linfonoide pelo tecido doente.

A difusão é o mais importante mecanismo de mistura dos fluidos extracelulares com o plasma sanguíneo, que resulta da movimentação térmica das moléculas de água e de substâncias dissolvidas no fluido.

O líquido contido no espaço intersticial, cerca de 1/6 do volume corpóreo consiste no espaço entre as células chamado de interstício, se apresenta na forma de gel em 99% e 1% na forma líquida.

As principais estruturas sólidas do espaço são fibras de colágeno e filamentos proteoglicanos, filamentos estes compostos de ácido hialurônico (98%) e proteínas (2%).

Teoria de Guyton

A formação da linfa se dá no espaço hístico através da dinâmica existente entre os líquidos intersticiais e os capilares sanguíneos e linfáticos. A teoria mais aceita sobre como se leva a cabo essa dinâmica é a de Guyton, que está baseada no equilíbrio de Starling. O intercâmbio de fluidos e substâncias entre o sangue e o interstício depende de:

1. capilar sanguíneo;
2. interstício;
3. os processos que ocorrem através da membrana capilar: difusão, osmose, coloidosmose e pinocitose;
4. equilíbrio de Donnan;
5. gradiente de pressão: jogo de pressão de ambos os lados da membrana: filtração e absorção;
6. equilíbrio de Starling;
7. estruturas linfáticas.

Capilar sanguíneo

O volume de sangue que chega ao capilar sanguíneo flui de maneira intermitente e descontínua. Essa intermitência é devida à presença de um esfíncter pré-capilar metarteriolar influenciado pela concentração de oxigênio. A concentração de oxigênio ou seu consumo pelos tecidos terá reflexos na vasodilatação, que fará que chegue mais quantidade de sangue ao capilar, com fluência mais lenta.

Interstício

De todos os componentes do tecido intersticial, os que mais influenciam na formação da linfa são as proteínas da substância fundamental. Procedentes do sangue, elas vão se acumulando no espaço intersticial, aumentando a pressão coloidosmótica do tecido, a qual diminui a absorção de líquidos pelos capilares sanguíneos e favorece, portanto, o aumento do líquido tissular. A pressão aumentada manda até as vias linfáticas líquido intersticial, que leva consigo o excesso de proteína acumulada.

Processos que ocorrem através da membrana capilar

Difusão

Difusão é a resultante, sem influências externas, da mistura de substâncias em decorrência do movimento molecular térmico (movimento molecular de Brown), o que só é possível em gases ou líquidos.

Fala-se em difusão livre quando não há membrana divisória entre duas soluções. Se houver essa membrana – que, no entanto, tem de ser permeável a ambas as substâncias –, a difusão será dificultada, chamada difusão deficiente. Nos seres humanos a difusão livre encontra-se principalmente dentro do interstício; e a deficiente, através das paredes capilares e das membranas celulares.

A velocidade de difusão diminui com o quadrado da distância, pois a diferença de concentração torna-se progressivamente menor.

Portanto, na zona de contato de dois líquidos, ocorre uma difusão relativamente rápida, que se torna cada vez mais lenta com o progressivo afastamento da zona de contato. Isso significa que, quanto mais próximas as células estiverem de um capilar sanguíneo, mais bem nutridas poderão ser. Com o dobro do trajeto de difusão, o tempo de difusão se decuplica. Se o trajeto for decuplicado, o tempo de difusão será centuplicado. Supõe-se que, em um trajeto até 0,1 mm, a nutrição das células por difusão é justa o suficiente. Com uma distância maior, o transporte por difusão seria insuficiente e as células morreriam.

A difusão é a força física pela qual se dá a maior parte do movimento de substâncias do corpo. Para o oxigênio e o dióxido de carbono é, aliás, o único meio. A velocidade de difusão é tão grande que na passagem de um capilar a água do sangue é trocada pela do interstício cerca de quarenta vezes. A quantidade de difusão diária de todos os capilares é estimada em cerca de 100.000 L.

Osmose

Quando há uma membrana divisória entre dois líquidos de tamanhos moleculares diferentes, esta só é permeável às moléculas menores de um dos líquidos e semipermeável às moléculas maiores de outro líquido. Ocorre, então, o processo da osmose.

Ela é uma difusão de líquidos, de direção única, através de uma parede semipermeável, onde principalmente a água penetra na solução macromolecular. A consequência é um aumento da pressão no espaço das macromoléculas através do aumento de volume, e uma redução da pressão e do volume no espaço das moléculas menores. As macromoléculas absorvem, por assim dizer, o líquido do espaço de moléculas menores. Quanto maior a concentração da solução macromolecular, maior a força osmótica. O processo de osmose é importante para o transporte de água, sais, carboidratos, lipídeos, aminoácidos e substâncias moleculares menores através das paredes celulares e capilares.

Coloidosmose

A osmose entre uma substância de uma solução proteica e água é chamada coloidosmose. Proteínas são macromoléculas. Elas possuem uma capacidade para atrair a água, que é chamada de força, sucção ou pressão oncótica ou coloidosmótica. Essa força oncótica só será efetiva se houver uma parede semipermeável (membrana basal ou parede capilar) entre a solução proteica e a água, a qual é impermeável ou pouco permeável à proteína. Para a pressão coloidosmótica, o importante é principalmente a albumina (85%), ou seja, as proteínas de menor peso molecular, e não tanto macromoléculas, como a globulina. O conteúdo proteico do sangue é de cerca de 7 g em 100 ml de soro (soro + plasma menos fibrinógenos), o que equivale a uma pressão coloidosmótica de 25 mmHg (milímetros de mercúrio) ou 34 cm de pressão hidrostática (densidade de Hg: 13,6 g/cm^3 com 0 °C). Com essa força a água é sugada do interstício livre de proteínas para os capilares. O ínfimo conteúdo proteico do interstício (cerca de 2 g/dL a 3 g/dL) produz uma pressão coloidosmótica de cerca de 9 mmHg, que por sua vez exerce influência na água do sistema de vasos sanguíneos. A força coloidosmotica efetiva (16 mmHg) é a diferença entre a pressão coloidosmótica do sangue (25 mmHg) e a pressão coloidosmótica do interstício (9 mmHg).

Pinocitose

As células endoteliais da parede do capilar têm a capacidade de engolir pequenas quantidades de plasma ou líquido intersticial, formando em seu interior pequenas vesículas de líquidos ingeridos que passam de um lado a outro da superfície endotelial, onde são liberadas. Por esse mecanismo é que passam majoritariamente as proteínas de um lado a outro da membrana capilar.

Equilíbrio de Donnam

Baseia-se no fato de que as proteínas têm carga negativa e que, para haver equilíbrio, devem estar no mesmo lado das membranas com carga positiva. Essas moléculas são fundamentalmente de sódio.

Gradientes de pressão

Em ambos os lados da membrana dos capilares sanguíneos criam-se forças que regem a filtração e a absorção. São elas:

- Pressão capilar, que tende a mandar líquido para fora através da membrana capilar.

- Pressão tissular, que tende a mandar líquido para dentro dos vasos, através da membrana capilar.
- Pressão coloidosmótica do plasma, que tende a produzir osmose do líquido para dentro, através da membrana capilar.
- Pressão coloidosmótica do líquido intersticial, que tende a provocar osmose do líquido para fora, através da membrana.

Equilíbrio de Starling

Na membrana do capilar sanguíneo existe em equilíbrio, em virtude do qual o volume de líquido que sai da circulação através dos capilares sanguíneos é igual ao volume devolvido à circulação pela absorção nas extremidades venosas dos capilares sanguíneos e por reflexo até o interior dos capilares linfáticos. Quando esse equilíbrio se rompe, há um acúmulo de líquido no espaço intersticial, pronduzindo um edema.

Estruturas linfáticas

Segundo Guyton, a linfa é um líquido intersticial que penetra nos capilares linfáticos; o sistema linfático é uma via complementar por onde o fluido intersticial e grandes partículas voltam ao sangue. Sua função é de grande importância, porque sem ela provavelmente não viveríamos 24 horas.

Da quantidade total de líquido filtrado pelos capilares arteriais ao espaço tissular, uns 90% voltam à circulação sanguínea através do capilar venoso e 10% regressam ao sangue através dos capilares linfáticos.

O líquido absorvido pelo capilar venoso é rico em água e pobre em proteínas, já que essas, pelo seu grande tamanho, não podem voltar a atravessar a membrana endotelial sanguínea, deixando o interstício com alta concentração proteica. O fluido que passa à via linfática é rico em proteínas e partículas grandes, que somente os capilares linfáticos conseguem absorver devido à estrutura de sua paredes.

As células endoteliais têm capacidade pinocitária e fagocitária, desde o exterior do capilar até seu lúmen. Ao contrário das células endoteliais sanguíneas, são capazes de engolir proteínas, ácidos graxos e partículas volumosas, tais como bactérias e restos celulares.

Fatores que influenciam o fluxo linfático

A maneira pela qual as células endoteliais se dispõem na parede do capilar, formando verdadeiras válvulas, e os filamentos de fixação das células nas fibras do tecido conjuntivo permitem que poros maiores sejam criados. Em um homem em repouso, a quantidade de linfa que entra através do duto torácico na circulação sanguínea em uma hora é de 100 ml, e talvez uns 20 ml o façam por outras vias. Esse fluxo é relativamente pequeno se comparado com a troca total de líquidos entre plasma e líquido intersticial. A intensidade do fluxo linfático é determinada por:

- aumento da pressão capilar;
- diminuição da pressão osmótica do plasma;
- aumento das proteínas do líquido intersticial;
- aumento da permeabilidade dos capilares;
- efeito bomba dos angiones linfáticos.

A pressão do líquido intersticial

A pressão média do líquido intersticial é de 7 mm de Hg, já que aumenta e diminui ininterruptamente pelo movimento dos tecidos. Quando há aumento da pressão, produz-se imediatamente um aumento do fluxo linfático, chegando no máximo a 0 mm de Hg. Se o aumento é maior que 0 mm de Hg, pode haver colapso das vias linfáticas.

Para Guyton, a função mais importante do sistema linfático é manter a concentração de proteínas no líquido intersticial. As proteínas só podem abandonar o líquido intersticial por via linfática.

A bomba linfática

Nos capilares linfáticos iniciais existem valvas rudimentares atípicas, formadas por células endoteliais sobrepostas. À medida que chegamos nos linfáticos coletores, estas valvas são mais típicas e, quando o líquido estimula esse linfático, que pode ser chamado também de linfático maior, há uma contração de sua musculatura (lisa), fazendo que o líquido seja bombeado para a próxima valva e assim sucessivamente até seu esvaziamento. Podemos assim dizer que a bomba linfática descrita acima aumenta o fluxo da linfa. A pressão da bomba linfática no duto torácico pode ir de 50 mm a 100 mm de Hg, e o produto entre a pressão do líquido intersticial e a atividade da bomba linfática é que dá a intensidade do fluxo da linfa. Os linfagogos aumentam a permeabilidade capilar e agem também na musculatura lisa, aumentando o fluxo linfático a partir dos intestinos, e assim alteram o fluxo linfático.

A linfa se move constantemente ao longo dos vasos linfáticos, nos quais existem as valvas que permitem que o fluxo siga em direção única e correta, isto é, contra a gravidade.

Nos vasos linfáticos, diferente do sistema venoso, as contrações intrínsecas da parede linfática dão maior parte da energia à propulsão linfática associada à contração muscular, batimento cardíaco, batimento arteriolar, respiração e peristaltismo intestinal [5].

A pressão nos capilares está perto da atmosfera e, após formarem os vasos coletores valvulados, há um aumento da pressão, chegando a ser de 1 cm a 2 cm de H_2O após cada valva, aumento este mantido pelas valvas unidirecionais, pelos vasos coletores e pela impermeabilidade desses canais.

A força de ejeção linfática é mantida pelo volume local, pela temperatura, pelos estímulos neurológicos, pela ação simpaticomimética, pelos hormônios e pela liberação de citoquinas.

Quando existe edema, a contração muscular e a massagem externa (drenagem linfática manual) aceleram o retorno da linfa.

Geralmente, a resistência ao fluxo nos vasos linfáticos é relativamente alta se comparada com o sistema venoso, porém a capacidade de bombeamento dos linfáticos é capaz de sobrepor essa resistência por gerar pressões intraluminares de 30 mmHg a 50 mmHg. Essa formidável força de ejeção linfática é modulada não somente pelo volume local como também pela temperatura, ação simpaticomimética, estímulos neurológicos, hormônios e liberação local de secreções como citoquinas.

Em condições normais, o fluxo linfático periférico é regulado primariamente por contrações espontâneas dos linfáticos, enquanto na presença de edema a contração muscular e a massagem externa claramente aceleram o retorno da linfa. Assim, um aumento na formação de linfa é acompanhado por mais frequentes e mais potentes contrações como resposta linfodinâmica.

Na presença de obstrução linfática e persistência de estase, a pressão hidrostática aumenta de forma semelhante a uma contração intrínseca que falha em impulsionar a linfa. Sob essas circunstâncias, de forma oposta à fisiológica, a coluna de líquido linfático passa a ser contínua e a contração do músculo esquelético se torna um mecanismo de bomba efetiva que socorre o transporte de linfa, embora não haja alteração considerável no transporte proteico.

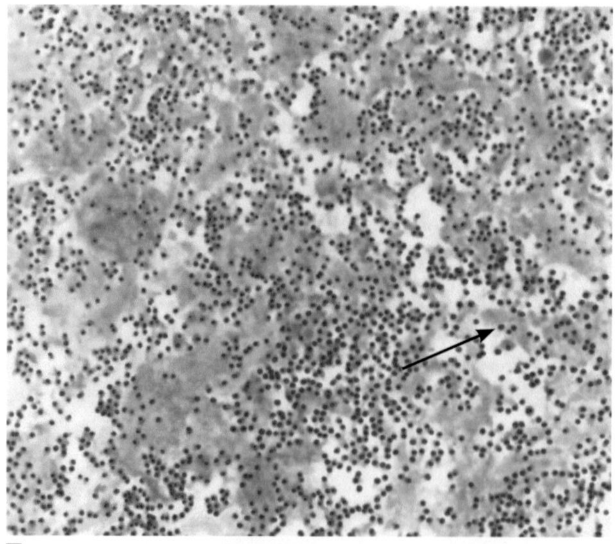

5 Composição de linfa em material drenado de derrame torácico de cardiopatia congênita com presença de inúmeros linfócitos e macrófagos.

Os resultados da ação local da gravidade também divergem em relação ao sistema venoso. Quando um indivíduo assume a posição ereta, a pressão venosa aumenta diferentemente do que acontece com o sistema linfático, que não altera a sua pressão, embora as pulsações aumentem em frequência e amplitude.

FISIOPATOLOGIA

Os edemas

Edema é o excesso de líquido no espaço intercelular. O sistema linfático responde a esse excesso aumentando sua capacidade de transporte em até cem vezes a normal. Quando se ultrapassa essa capacidade ou há falha do próprio sistema, acontece um aumento importante do tecido conjuntivo, a que chamamos edema.

Classificação dos edemas

Em uma classificação por origem, os edemas podem ter causas que provoquem o aumento da carga linfática devido a transtornos do tipo circulatório sanguíneo, que dão lugar a edemas linfodinâmicos ou dinâmicos, caracterizados por: a) aumento de pressão capilar; b) diminuição de proteínas plasmáticas; e c) aumento da permeabilidade dos capilares.

Quando há causas que provoquem um aumento das proteínas do líquido intersticial, este só se produz por falhas linfáticas, e são chamados de edemas linfáticos ou linfedemas, que se agrupam em funcionais e orgânicos. Os orgânicos, por sua vez, em primários e secundários. Os linfedemas são caracterizados por:

- acúmulo de proteínas no espaço intersticial;
- inchaço dos tecidos por causas alheias ao sistema linfático e sanguíneo, por exemplo, os lipedemas e mixedemas.

Em praticamente todos os edemas, podemos ver características comuns, como a existência de um componente linfático e outro vascular sanguíneo. Todo edema linfodinâmico pode ainda se associar com um linfoestático e vice-versa.

Edemas dinâmicos ou linfodinâmicos

A esse grupo pertecem os seguintes edemas: cardíaco, renal, hepático, nutricional, inflamatório, gravídico, pré-menstrual, iatrogênico, venoso ou fleboedema, pós-trombótico, por processos alérgicos, originários de queimaduras ou traumas, e cerebral.

Edema cardíaco

O edema cardíaco é causado por insuficiência cardíaca, por acúmulo de sangue no sistema venoso, aumentando o volume de sangue nos capilares sanguíneos e a pressão intracapilar, tendo como resultado a filtração.

A elevação da pressão venosa dificulta a entrada da linfa no sistema venoso. Isso dilata os vãos linfáticos e torna suas válvulas insuficientes, causando o edema.

Devido à regulação da pressão arterial, na insuficiência cardíaca os rins produzem retenção de sódio e água, o que piora ainda mais o edema.

Os edemas cardíacos são simétricos, localizados nas partes baixas do organismo se o paciente está acamado, nas extremidades inferiores aos membros (pré-maleolares) se o paciente está em pé, podendo, principalmente nos pacientes idosos, produzir úlceras pela pressão mecânica a que a pele está sendo submetida.

Esses edemas melhoram com o decúbito e são mais intensos no fim do dia, não melhorando ao tratamento de drenagem linfática manual (DLM).

Edema renal

Pode ocorrer se o rim perde a capacidade de eliminar quantidades normais de urina e o paciente mantém a ingestão normal de água e eletrolitos, aumentando progressivamente o volume de líquido intercelular. Esse líquido é absorvido desde o intestino até o sangue, aumentando a pressão capilar.

O edema renal se localiza nos locais do organismo com abundante tecido conjuntivo frouxo: no rosto, em volta dos olhos, podendo afetar também as extremidades. É mais intenso pela manhã e está pouco ou quase nada relacionado com a posição do corpo. É um edema claro e pode ser tratado com DLM.

Edema hepático

Certas hepatopatias, como a cirrose hepática grave, dão lugar a transtornos orgânicos importantes, entre eles o edema. Ele se dá devido ao aumento da pressão da veia aorta, produzindo a saída de líquido para a cavidade abdominal. Haverá uma repercussão na circulação sanguínea das extremidades inferiores, aumentando o volume venoso, que juntamente com a falta de síntese de albumina pelo fígado favorecerá a aparição do edema nas extremidades inferiores. Nesse caso, pode-se utilizar DLM.

Edema nutricional

São edemas causados pela falta de proteínas nos capilares sanguíneos, o que diminui a pressão oncótica capilar, diminuindo a absorção. A falta de proteínas pode ser devida à falta de ingestão, ou a algumas enfermidades intestinais que levam à má absorção pelo sistema digestivo.

Ao diminuir a absorção nos capilares, o líquido vai ao interstício, diminuindo o volume sanguíneo, ante o qual o rim responde aumentando a absorção ao nível tubular, potenciando o edema. Tais edemas podem ser tratados com DLM, desde que haja um aporte equilibrado de proteínas na nutrição.

Edema inflamatório

No local onde se dá a inflamação aparece vasodilatação arteriolar, vasoconstrição nas vêmulas e um espasmo dos vasos linfáticos por liberação de substâncias vasoativas, trazendo, consequentemente, um maior volume de sangue, aumentando a infiltração até o espaço tissular e nele se mantendo por causa do vasoespasmo linfático, ocasionando o edema. A DLM não se aplica nesses casos.

Edema gravídico

A gravidez aumenta a permeabilidade capilar e diminui a pressão oncótica plasmática, o que ocasiona o edema. Por causa do aumento da progesterona nessa fase, a aldosterona aumenta, reduzindo a eliminação de sódio pela urina e desencadeando edema nas pernas, que pioram quando a paciente fica em pé, diminuem quando em decúbito ou somente levantando as pernas (posição de Trendelemburg). Nesse caso, respeitando a drenagem abdominal, podemos usar a DLM.

Edema pré-menstrual

O edema pré-menstrual, ou cíclico idiopático, ocorre por retenção intersticial de água e sódio causada pelo estrógeno. Atua também nos rins, aumentando a reabsorção da água e sódio. Esse edema decorre de um aumento da permeabilidade capilar e se manifesta nas extremidades inferiores. É mais acentuado de dia que de noite, melhorando com a posição deitada, e pode ser tratado com DLM.

Edema iatrogênico

Tem origem na ingestão de fármacos: corticoides, pílulas anticoncepcionais, alguns anti-inflamatórios e abuso de laxantes e diuréticos que chegam a diminuir o potássio no sangue, etc. Esse tipo de edema é produzido pelo aumento da pressão capilar, e a DLM ajuda a eliminar o excesso de líquido.

Edema venoso ou fleboedema

É ocasionado pelas varizes, que apresentam válvulas venosas com problemas. Quando o paciente está de pé, há aumento da pressão hidrostática no interior da veia, com aumento da pressão capilar. O edema se apresenta geralmente nos maléolos, pela manhã, e é acompanhado por dores, cansaço e peso nos membros inferiores. Melhora com a movimentação por causa da bomba muscular ou coração venoso localizado nas panturrilhas, e com decúbito. No início é brando e intermitente, podendo, se não tratada a causa, se converter em duro e permanente em virtude da dermatofibrose, que leva à falha do sistema linfático. Vem, eventualmente, acompanhado por hiperpigmentação e celulite endurativa. Pode se tratar com DLM, desde que sejam tratadas as varizes.

Edema pós-trombótico

Aparece em razão da sequela de trombose venosa superficial ou profunda, com as mesmas características do edema venoso. Pode-se aplicar DLM, desde que não esteja na fase aguda da trombose, com risco de deslocamento do trombo.

Edemas em queimados

São edemas que se produzem por causa do aumento da permeabilidade da membrana capilar. A elevação de temperatura produz vasodilatação, aumentando a pressão e consequentemente o diâmetro dos poros da membrana. Esses efeitos potencializam as perdas de proteínas e a aparição do edema. São tratados com DLM, que ajuda a reabsorver o edema periqueimadura, acelerando, assim, o processo de cicatrização.

Edemas traumáticos

Acontecem por ruptura de vãos sanguíneos e linfáticos, indo sem conteúdo para o espaço intersticial, formando hematomas que geralmente são absorvidos pelos linfáticos. A DLM acelera seu desaparecimento, evitando encapsulamento ou fibrose.

Edema cerebral

Origina-se por aumento da produção do líquido cefalorraquidiano. Pode-se fazer DLM através dos pontos de fluxos linfáticos da cabeça, pescoço e medula espinhal.

Edemas linfostáticos ou linfedemas

Todos os edemas descritos a seguir podem ser tratados com DLM com grande êxito, fazendo que a técnica seja indispensável para sua recuperação. Classificam-se em funcionais e orgânicos, e em primários e secundários.

Edemas funcionais e orgânicos

Os edemas funcionais são produzidos por transtornos reversíveis do sistema linfático, como na imobilidade, temperaturas elevadas ou como efeito secundário aos edemas linfodinâmicos. Quando a causa original desaparece, o sistema linfático volta ao seu funcionamento normal.

Os edemas orgânicos produzem-se por alteração anatômica do sistema linfático, podendo ser:

Primários

Congênito

Linfedema presente desde o nascimento

- *Familiar ou doença de Milroy* – Quando algumas pessoas da família têm linfedema desde o nascimento (congênito), no exame anatomopatológico há uma ausência ou diminuição do sistema linfático em todos os seus níveis, por causa de uma alteração do cromossoma. A doença de Milroy ataca principalmente os membros inferiores.

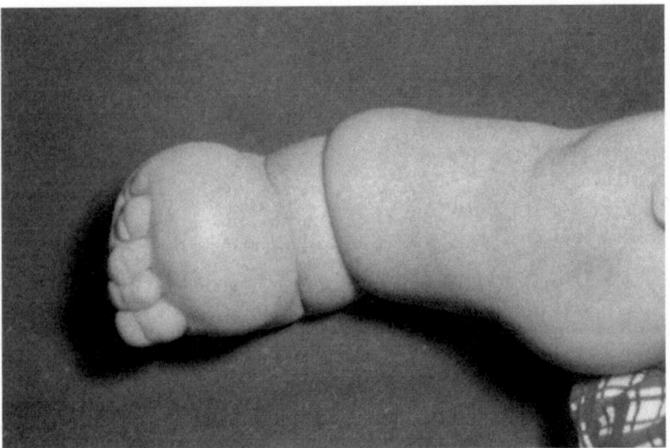

6 Linfedema primário congênito por brida amniótica.

- *Por brida amniótica* – Má-formação congênita rara que acontece geralmente no terço médio para o inferior de uma das pernas, é um tipo de dobra de pele e tecido celular subcutâneo que comprime a circulação linfática e deve ser tratada imediatamente através de cirurgia e DLM
- *Disgenesia gonadal (síndrome de Turner)* – Associação de Síndrome de Turner com quadro de hipoplasia linfática grave.
- *Pé cavo familiar* – Coincidência de aparecimento unilateral concomitante com pé cavo familiar, apesar desse ser bilateral, afastando o defeito ortopédico como causador do linfedema.

Precoce: antes da puberdade

Linfedema pré-púbere, sendo considerado o linfedema como precoce aquele que ocorre antes dos 15 anos de idade e após os 15 anos chamamos de linfedema tardio.

Existem autores que acreditam que haja somente dois tipos de linfedema: os primários e congênitos e os secundários.

Tardio: após a puberdade

O linfedema tardio é congênito, apenas aparece mais tarde por causa da reserva linfática que é variável de indivíduo para indivíduo.

Secundários

Após doenças ou lesões traumáticas que afetem o sistema linfático.

Pós-filariótico

Comum nas áreas endêmicas de filariose. Devemos tratar a filariose e fazer DLM associada a outras terapias.

Pós-tuberculose

Se dá após tuberculose ganglionar.

Pós-linfangítico (pós-infeccioso)

Acontece principalmente quando existe porta de entrada de bactérias, vírus, etc., tais como frieira, lesões ao fazer as unhas sem os cuidados higiênicos necessários, picada de insetos ou outros animais, lesões traumáticas não tratadas ou com tratamento deficiente.

Neoplásico

Melanomas, linfomas e neoplasia de ovário com comprometimento ganglionar podem dar linfedema, inclusive sendo o edema o primeiro sinal da doença.

Pós-cirúrgico

Câncer de mama com retirada dos gânglios axilares em grande quantidade podem levar ao linfedema.

Câncer de testículo, melanomas e linfomas assim como lesão de coletores linfáticos na cirurgia de varizes com ou sem fleboextração podem levar ao aparecimento do linfedema.

Pós-radioterapia

Nos tratamentos de câncer, com ou sem cirurgia, a radioterapia pode levar ao linfedema por lesões do linfocentro e coletores linfáticos.

Pós-acidentes

Nos grandes traumas pós-acidente, com ou sem lesão óssea, e grandes queimaduras podem lesar os linfáticos e dar linfedema secundário de difícil tratamento.

Por refluxo quiloso

Linfedema penoescrotal devido a doenças dos linfáticos ileolombares, levando a refluxo da linfa da cisterna do quilo ao baixo ventre.

Esse tipo de linfedema é congênito ou secundário à cirurgia de esvaziamento ganglionar ou radioterapia dessa região.

Voluntário

Linfedemas por garroteamento dos membros, geralmente voluntário como nos índios do alto Xingu, que garroteavam seus membros para parecerem mais fortes por causa do linfedema.

Pós-flebítico

Pacientes com insuficiência venosa crônica, síndrome pós-trombótica ou pós-flebítica, úlcera de êxtase e infeccções agudas ou subagudas podem propiciar o aparecimento do linfedema.

Associado

Lesões escarificadas com linforreia intensa e grande dano tecidual (fibroedema) são frequentemente associados a linfedema crônico de difícil resolução.

Lipedema

É a síndrome das pernas grossas, que inclui os músculos e a região chamada de cadeiras. São tecidos dolorosos à digitopressão. Inicia-se em mulheres jovens com tendência à obesidade generalizada; é hereditário e não melhora com repouso noturno ou decúbito.

Mixedema

Acúmulo de mucopolissacarídeos no espaço intersticial, principalmente ácido hialurônico e proteínas, se manisfestando na derme; caracteriza-se como um edema duro, e pode ocorrer preferencialmente na face, nuca, dorso das mãos e pés, em pessoas com alterações de tireoide.

Trocas produzidas entre os tecidos edemaciados

O problema fundamental dos edemas linfoestáticos é a produção de uma linfostasia, que traz como consequência uma série de trocas, como o aumento das proteínas e outras, em particular no interstício, o que provoca a retenção de líquido intersticial e, consequentemente:

- alteração da resposta imunológica focal;
- aumento da concentração celular;
- diminuição de granulócitos e monócitos;
- degeneração da parede dos vãos linfáticos, que ficam mais grossas e com mobilidade reduzida;
- formação de fístulas linfovenosas.

Resposta do organismo para compensar o edema

O organismo responde à formação de edemas com mecanismos compensatórios:

- neoformação de vasos linfáticos;
- formação de anastomoses linfático-venosas;
- aumento de absorção pelo capilar sanguíneo, levando proteínas pelo aumento da pressão tissular;
- Mantém a difusão através da membrana do capilar sanguíneo, dificultando o aparecimento de úlceras ou necrose.

Evolução do edema

Quando os mecanismos compensatórios são superados, começa-se a ver o edema que se manifestava de maneira subclínica. As fases que se passam são as seguintes:

Fase reversível

Não há trocas importantes, apesar do acúmulo de proteínas. Caracteriza-se por:

- manter a elasticidade das fibras dos tecidos;
- melhorar parcialmente com decúbito;
- piorar ficando em pé, parado;
- ser macio ao tato.

Fase irreversível

Iniciam-se trocas importantes no tecido:

- as fibras elásticas perdem sua elasticidade;
- o edema endurece por causa das trocas; o tecido subcutâneo se torna fibroso e afeta também os vãos sanguíneos e linfáticos do local;
- não melhora com o repouso.

Elefantíase

Nesses casos o sistema imunodefensivo local e a função depuradora linfática do local não funcionam corretamente. Quando as inflamações linfáticas de uma extremidade com edema se repetem com frequência, a perna alcança volumes exagerados, evoluindo para engrossamento e fibrose da pele e dos tecidos subcutâneos. O aspecto é da pata de elefante, por isso a doença é chamada de elefantíase.

A epiderme fica sensível pelo edema acentuado, tornando-se mais frágil aos pequenos incidentes e podendo desencadear alterações importantes como febre alta, erupções, temperatura epidérmica elevada, micose e finalmente erisipela.

Embriologia do sistema linfático

O sistema linfático, que tem vários pontos em comum com a embriogênese do sistema venoso, se mantém assim por toda a vida adulta.

Origem dos linfáticos

Existem duas teorias sobre a origem dos linfáticos. A primeira é que eles vêm de um sistema próprio desde a formação dos sistemas venoso e linfático; e a segunda, que é a mais clássica, assinala que os linfáticos vêm de invaginações do sistema venoso.

Acredita-se hoje mais na primeira teoria - as ligações venolinfáticas aparecem posteriormente. No embrião humano, há seis sacos linfáticos de onde se originam os vasos. Dois sacos são pares (jugular e posterior) e dois, ímpares (retroperitoneal e da cisteína de Pecquet).

As células embrionárias têm informações genéticas que fazem com que a *informação genética determine, na realidade, todo o padrão de desenvolvimento embrionário*.

Enfim, o sistema linfático ainda hoje é extremamente desconhecido, tanto na sua origem embriológica quanto nos tratamentos realizados nas doenças por ele ocasionadas.

Anatomia linfática

Os vasos linfáticos superficiais são bastante numerosos, acompanhando as veias e drenando a linfa para os linfonodos superficiais. Os vasos linfáticos profundos são em número bem menor acompanhando os vasos do sistema profundo e drenando a linfa em linfonodos profundos. Os troncos linfáticos existentes têm os nomes de lombares, intestinal, broncomediastinal, subclávios, jugulares e descendentes intercostais.

Os *lombares* drenam membros inferiores e sistema geniturinário que são irrigados pela artéria mesentérica inferior e parede abdominal infraumbilical.

O *intestinal* é formado pelos linfáticos aferentes dos linfonodos celíacos e mesentéricos superiores.

O *broncomediastinal* é formado pelos linfáticos que drenam a porção anterior do diafragma, os pulmões, o coração, as vísceras do lobo direito do fígado e as paredes anterossuperiores do tórax e abdome (plano profundo).

Os *subclávios* drenam membros superiores, parede abdominal supraumbilical e parede anterior do tórax.

Os *jugulares* drenam cabeça, face, pescoço e parte posterior da região cervical.

Os *descendentes intercostais* drenam a região profunda da parede posterior do tórax.

Os linfonodos se dispõem em cadeia, com tamanho de 2,5 cm de diâmetro, forma arredondada ou ovalada e são encontrados em regiões definidas do corpo. Eles podem ser superficiais, localizando-se no subcutâneo, ou profundos, sendo encontrados abaixo da fáscia muscular e nas cavidades abdominal e torácica.

Membros superiores

Existem duas redes de drenagem linfática nos membros superiores, a superficial e a profunda (subaponeurótica) [7-13].

A superficial tem trajeto semelhante ao das veias e é em grande número, e o nome dos vasos linfáticos e dos linfonodos acompanham a nomenclatura dos vasos sanguíneos que os acompanham. A drenagem linfática superficial apresenta dez correntes, cada uma com um ou mais vasos linfáticos; divididos em seis na porção proximal e quatro na porção distal dos membros superiores. Na proximal temos três correntes linfáticas anteriores e três posteriores.

As anteriores são a basílica, a cefálica e a pré-bicipital e as posteriores, a posterolateral e a posterior.

As quatro correntes da porção distal são duas anteriores – radial anterior e ulnar anterior – e duas posteriores – radial posterior e ulnar posterior.

A drenagem linfática profunda tem seis correntes linfáticas: duas proximais, que são a braquial e a braquial profunda, e quatro distais, que são a ulnar profunda, a radial profunda e a interóssea anterior e posterior.

Existem duas vias derivativas, que não vão aos linfonodos axilares: a cefálica, que vai em direção ao linfonodo supraclavicular e que foi descrita por P. Mascagni, e a posterior, descrita por I. Caplán, que vai em direção ao linfonodo escapular posterior. Essas vias derivativas podem

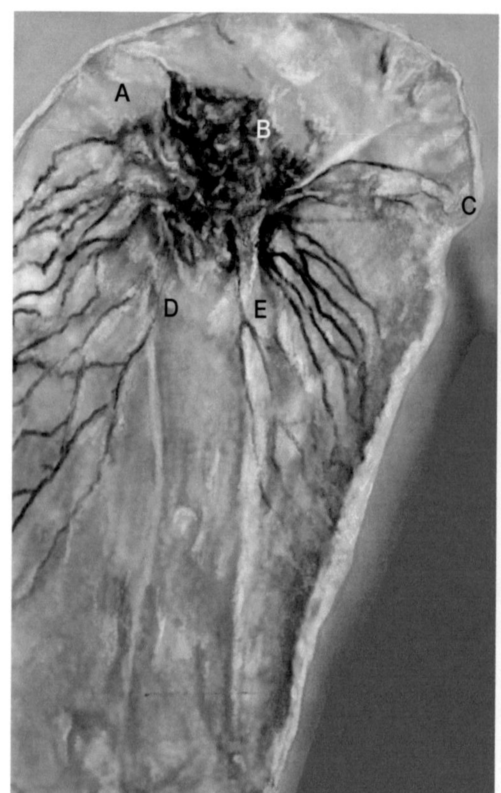

7 Linfonodos inguinais: A, grupo superior externo ou circunflexo ilíaco; B, grupo superior médio ou subcutâneo abdominal; C, grupo superior interno ou pudendo externo; D, grupo inferior interno ou safeno acessórico; E, grupo inferior externo ou safenomagno;

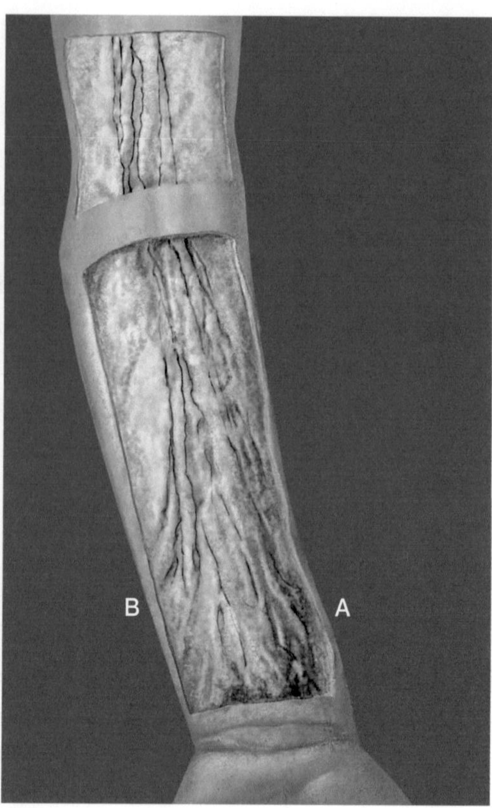

8 A, cadeia superficial radial anterior; B, cadeia superficial ulnar anterior.

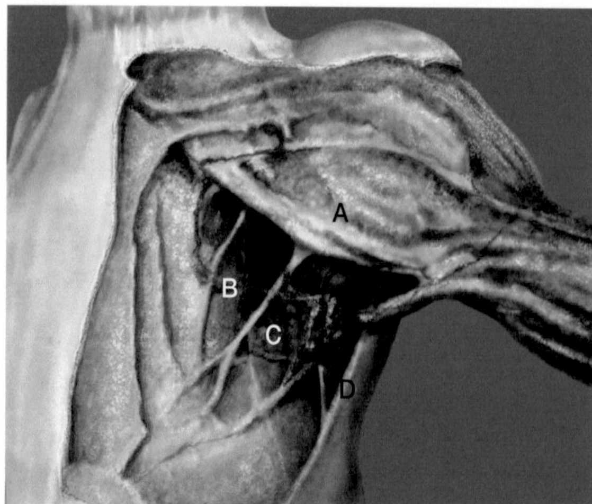

9 Cadeia horizontal da veia axilar: A, cadeia torácica superior; B, cadeia mamária externa; C, cadeia subescapular; D, cadeia bicipital externa ou cefálica.

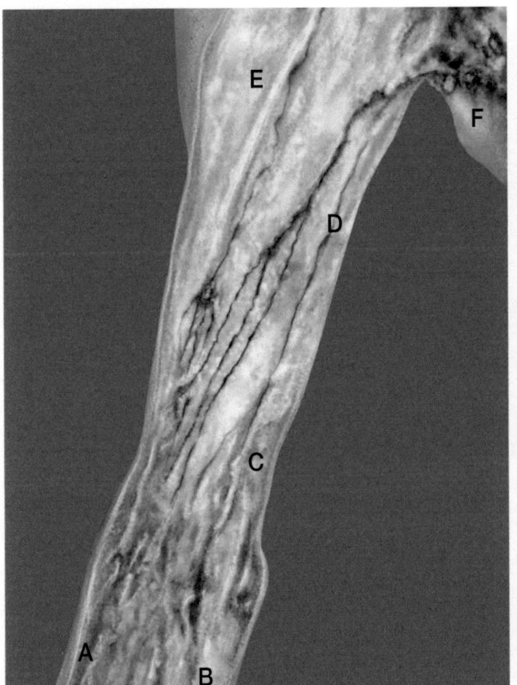

10 A, cadeia superficial radial anterior; B, cadeia superficial ulnar anterior; C, cadeia bicipital interna (basílica); D, cadeia bicipital média; E, cadeia bicipital externa (cefálica); F, linfonodos axilares.

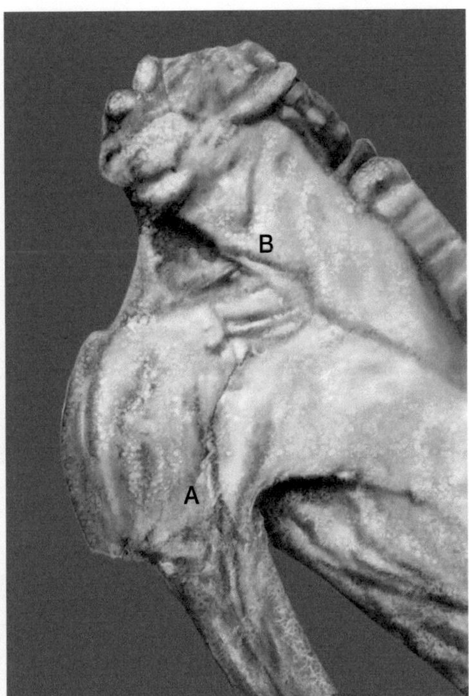

11 Corrente derivativa de Mascagni: A, cadeia bicipital externa (cefálica); B, cadeia cervical transversa (supraclavicular).

auxiliar a drenagem da linfa nos casos de esvaziamento ganglionar axilar por neoplasia mamária.

Os linfonodos existentes nos membros superiores podem ser superficiais, que são os epitrocleares e os deltopeitorais, que acompanham respectivamente a veia basílica e a veia cefálica.

Os linfonodos profundos ficam no braço e no antebraço: os do braço são chamados de braquial e de braquial profundo, enquanto na parte posterior do antebraço estão os linfonodos radial, ulnar, e na interóssea, a anterior e a posterior.

Na região axilar os linfonodos se dispõem em grupos ou cadeias linfonodais, recebendo drenagem linfática dos membros superiores, da região supraumbilical até a clavícula e do dorso.

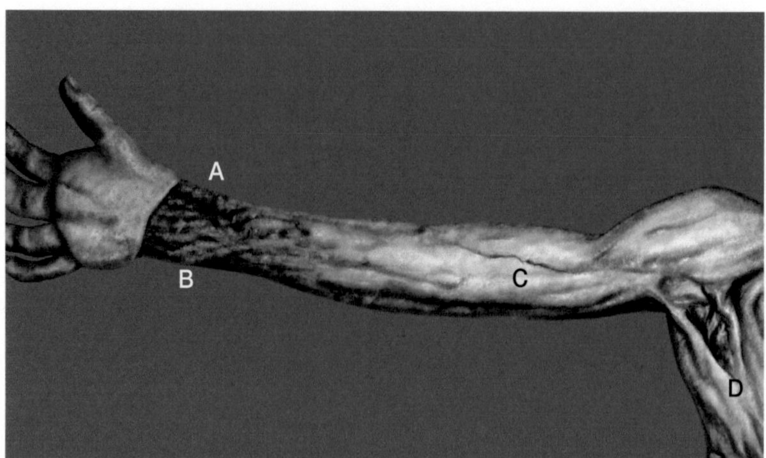

12 Corrente derivativa extra-axilar (ou de Caplán): A, cadeia superficial radial posterior; B, cadeia superficial ulnar posterior; C, cadeia tricipital média; D, linfonodos escapulares.

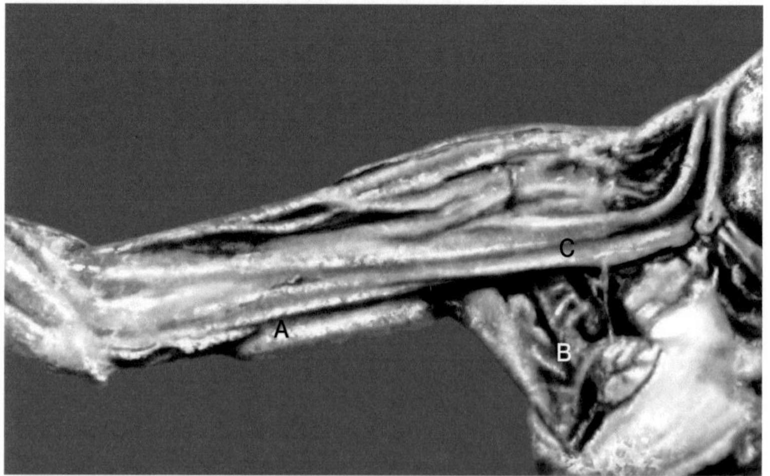

13 Corrente derivativa intra-axilar (ou de Ciucci): A, cadeia braquial profunda; B, linfonodos axilares; C, corrente radiobranquicervical (sem estação axilar); D, linfonodos jugulares internos e confluentes.

A classificação dos linfonodos axilares pode ser dividida em cinco grupos:

- *Grupo anterior ou da mamária externa* – em número de três a oito, que se localiza na borda inferior do músculo peitoral maior ao longo dos vasos mamários externos, recebendo drenagem linfática da maior parte da mama e da porção supraumbilical.

- *Grupo posterior ou subescapular* – Em número de dois a sete linfonodos, que se localizam na parte anterior do músculo escapular ao longo dos vasos subescapulares, recebendo drenagem linfática do dorso.
- *Grupo lateral ou dos vasos axilares* – Em número de 8 a 10 linfonodos, localizam-se ao longo dos vasos axilares, anterior, posterior e superior e inferior, recebendo drenagem linfática do membro superior, excetuando-se a drenagem das vias derivativas.
- *Grupo intermédio ou central* – Localiza-se ao longo dos vasos axilares, mas de forma diferente do grupo lateral, pois fica mais medialmente a ele, recebendo drenagem dos vasos eferentes dos grupos anteriormente citados.
- *Grupo medial ou apical* – Localiza-se ao longo dos vasos axilares, medialmente ao músculo peitoral menor, recebendo os vasos eferentes do grupo intermédio e formando o tronco subclávio, que desemboca à direita no duto linfático e à esquerda no duto torácico.

Membros inferiores

Como nos membros superiores, nos membros inferiores a drenagem linfática também pode ser superficial e profunda.

Superficial – seis correntes linfáticas

- *Duas distais* – safenas magnas e parvas.
- *Quatro proximais* – coxa.

O fluxo da corrente linfática dos membros inferiores é no sentindo cranial. Essas correntes são divididas em

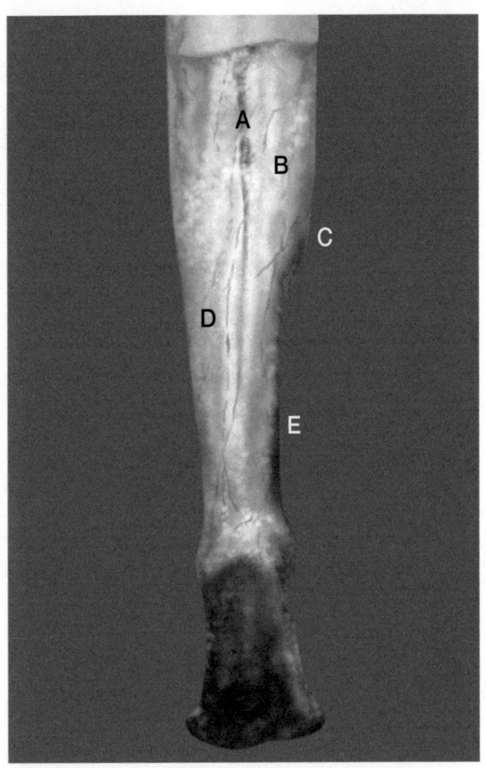

14 A, bifurcação do nervo ciático; B, linfonodo poplíteo superficial; C, corrente anterointerna ou safenomagnotibial; D, Vista posterior; E, corrente posteroexterna ou safenoparvotibial.

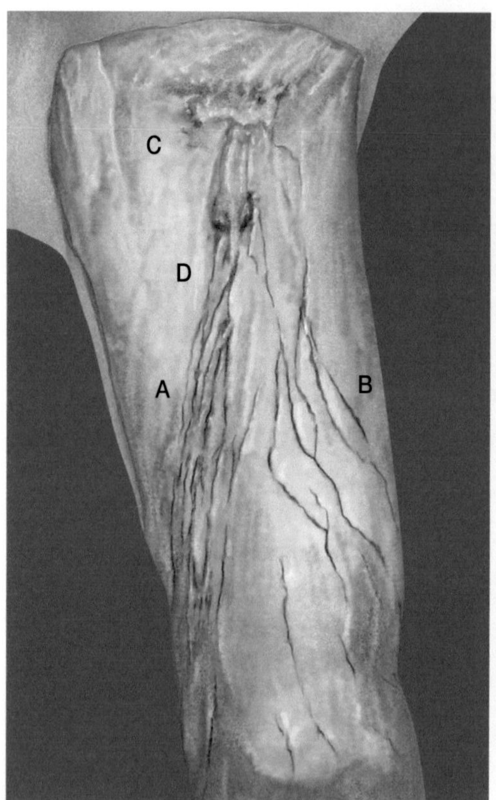

15 A, corrente anterointerna ou safenomagnofemoral; B, corrente anteroexterna da coxa; C, linfonodos inguinais; D, veia safena magna.

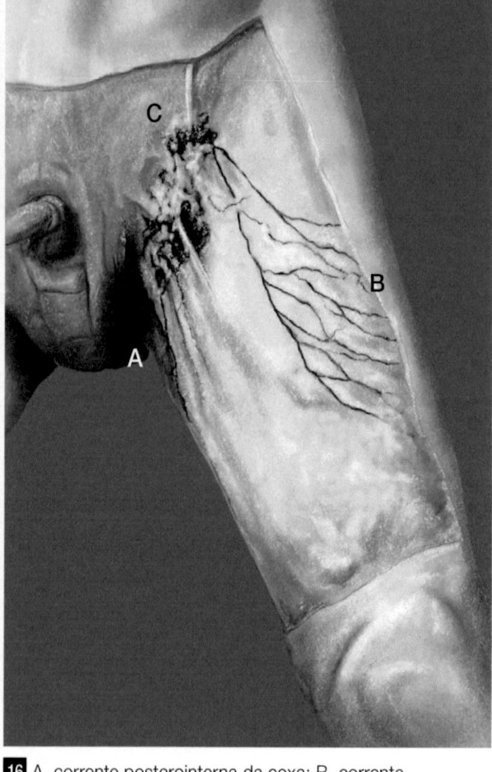

16 A, corrente posterointerna da coxa; B, corrente posteroexterna da coxa; C, linfonodos inguinais.

anteriores e posteriores. As primeiras são chamadas de corrente de safena magna ou anteromedial e coxa e as posteriores, chamadas de posteromedial de coxa e posterolateral de coxa.

A corrente de safena magna da perna vai até o terço médio da coxa e continua como anteromedial da coxa, encontrando-se no côndilo medial do fêmur. A corrente anterolateral é localizada apenas na coxa.

- *Profunda* – cinco correntes linfáticas
- *Três distais* (pé e perna)
- *Duas proximais* (coxa)

As do pé e da perna são uma anterior e duas posteriores, sendo a anterior chamada de tibial anterior e as posteriores, fibular e tibial posterior.

Os linfonodos dos membros inferiores também são divididos em superficial e profundo. 14-15

- *Superficial* – São os que ficam na região inguinal e poplítea. Os que ficam na região inguinal são relacionados com as veias da região, safena magna; safena acessória lateral, circunflexa ilíaca superficial, epigástrica superficial e pudenda externa, e apresentam-se de duas maneiras monolinfonodais ou polilinfonodais.

Os linfonodos ligados às veias safena magna, intersafênica e safena acessória lateral são inferiores e monolinfonodais. 15 16

Os linfonodos ligados às veias circunflexa ilíaca superficial, epigástrica superficial e pudenda externa são superiores e polilinfonodais.

A drenagem linfática do membro inferior drena a linfa para os linfonodos inferiores, e os linfonodos superiores recebem drenagem da região infraumbilical, glúteos e genitais externos.

Geralmente a drenagem dos linfáticos de membros inferiores é homolateral, podendo haver vasos linfáticos que cruzem o púbis, via derivativa, com drenagem contralateral.

O linfonodo que recebe drenagem da corrente linfática da veia safena parva é único, encontra-se na região poplítea e é chamado de linfonodo poplíteo superficial.

- *Profundo* – linfonodos encontrados em:
  - Perna: onde se originam as artérias. São os linfonodos tibial anterior, tibial posterior e fibular que recebem linfa do pé e da perna.
  - Poplítea: são dez. São os retropoplíteos em número de três; dois no nível da desembocadura da safena parva e o outro chamado de retrovenoso, que é posterior à veia poplítea.

Os linfonodos poplíteos laterais e os poplíteos mediais são em número de seis, sendo três laterais e três mediais e finalmente o poplíteo anterior, linfonodo único, que fica anterior à artéria poplítea, completando os dez linfonodos mencionados anteriormente.

Os linfonodos poplíteos recebem drenagem linfática profunda do pé, da perna e da coxa, podendo também receber drenagem linfática superficial pelos ramos perfurantes.

- Inguinais profundos: são em menor número que os superficiais, e próximo ao ligamento lacunar temos o linfonodo de Cloquet, que está sempre presente.

Os linfonodos inguinais profundos estão na face medial da veia femoral e junto à desembocadura da veia safena magna, recebendo drenagem dos vasos eferentes que acompanham a artéria femoral e drenagem da região superficial pelos vasos linfáticos que acompanham a veia safena magna.

O caminho percorrido pelos vasos linfáticos do membro inferior passa pelos linfonodos inguinais, chegando aos linfonodos ilíacos externos e comuns, até os linfonodos aorticolombares, desembocando finalmente no duto torácico.

Região pélvica

Os linfonodos da região pélvica são chamados de cadeias ilíacas interna, externa e comum.

- *Cadeia linfonodal ilíaca externa se divide em*:
  - Linfonodos ilíacos externos laterais: ficam entre a face lateral da artéria e o músculo psoas maior.
  - Linfonodos ilíacos externos intermédios: ficam entre a artéria e a veia, perto do ureter.
  - Linfonodos ilíacos externos mediais: ficam na face medial da veia, próximo do nervo obturador e do linfonodo de Cloquet.
- *Cadeia linfonodal ilíaca interna*: chamada também de hipogástrica, divide-se em linfonodos parietais e viscerais.
  - Linfonodos parietais: são os glúteos superiores e inferiores, sacrais laterais e obturados.
  - Linfonodos viscerais: são os vesicais laterais, retais e parauterinos.
- *Cadeia linfonodal da ilíaca comum*: localiza-se ao longo da artéria ilíaca comum, sendo também identificados nesta cadeia os linfonodos ilíacos comum lateral, intermédio e medial.

Cavidade abdominal

Os linfonodos do abdome são retroperitoneais e são divididos, utilizando-se como parâmetro os vasos renais esquerdos, em:

- aortocelíacos – superiores – troncos intestinais
- aorticolombares – inferiores – troncos lombares.

Os troncos aortocelíacos, por sua vez, são divididos em três:

1. Cadeia aortocelíaca esquerda – à esquerda da aorta.
2. Cadeia aortocelíaca direita – à direita da aorta.
3. Cadeia aortocelíaca anterior – próxima de onde se origina a artéria mesentérica superior.

Os linfonodos aortocelíacos recebem drenagem linfática do pâncreas, vesícula biliar, esôfago abdominal, estômago, intestino delgado ceco, cólon ascendente, cólon transverso e baço.

Os linfonodos aorticolombares são também divididos em três:

1. Cadeia pré-aórtica: fica na parte anterior da aorta abdominal, e os linfonodos se localizam próximos dos vasos renais esquerdos, de onde se origina a mesentérica inferior.
2. Cadeia aórtica esquerda: fica entre a face lateral da aorta e o músculo psoas maior.
3. Cadeia aórtica direita, que, por sua vez, se divide em:
    a) Pré-cava: linfonodos que se localizam na origem da cava inferior até os vasos renais direitos.
    b) Interaorticocava: situa-se entre a aorta e a veia cava inferior, na sua origem indo até a região inferior dos vasos renais.
    c) Cadeia laterocava: localiza-se à direita da veia cava inferior.
    d) Cadeia retrocava: situa-se entre a borda lateral do psoas maior e a face posterior da veia cava inferior.

A cadeia aórtica direita recebe drenagem linfática advinda do rim, testículos ou ovário, tuba uterina, útero (porção lateral e superior), suprarrenal, região profunda da parede do abdome e da cadeia ilíaca comum direita.

Os principais vasos linfáticos eferentes superiores unem-se formando os dois troncos lombares, e os linfonodos aorticolombares se anastomosam e ambos se reunindo com o tronco intestinal, que é único, formam o duto torácico.

Cabeça e pescoço

A drenagem linfática na cabeça se dá por quatro veias, que são:

- *Via anterior ou dos vasos faciais* – cuja drenagem linfática é oriunda da fronte e da face anterior, menos do mento e do lábio inferior que drenam nos linfonodos submentais, enquanto as regiões anteriormente referidas drenam nos linfonodos submandibulares.
- *Via parotídea* – cuja drenagem linfática vem da parte lateral da face e das pálpebras, que drenam nos linfonodos poplíteos.
- Via retroauricular – cuja drenagem linfática vem da região parietotemporal, drenando nos linfonodos retroauriculares (mastoides).
- Via occipital – cuja drenagem linfática vem da região occipital, drenando nos linfonodos occipitais.

Os linfonodos cervicais superficiais enviam seus vasos eferentes aos linfonodos cervicais profundos, e a localização dos linfonodos cervicais superficiais é ao longo da veia jugular externa, próximo ao músculo esternocleidomastóideo.

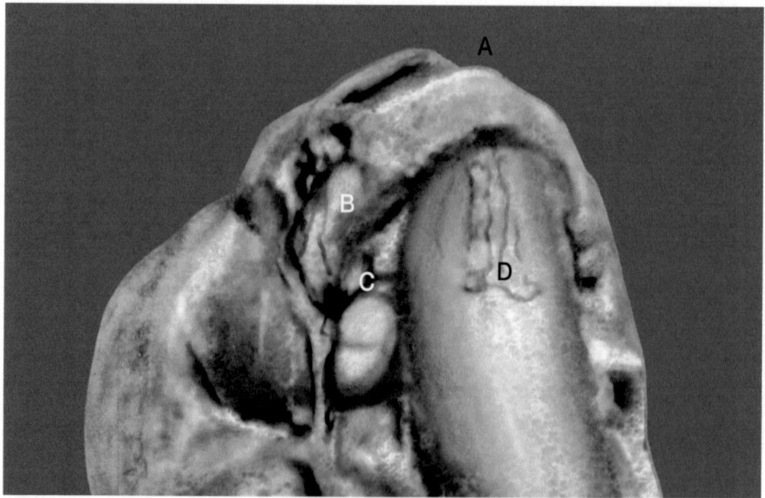

17 A, mandíbula (extremo anterior); B, cadeia facial; C, glândula submaxilar; D, grupo submental.

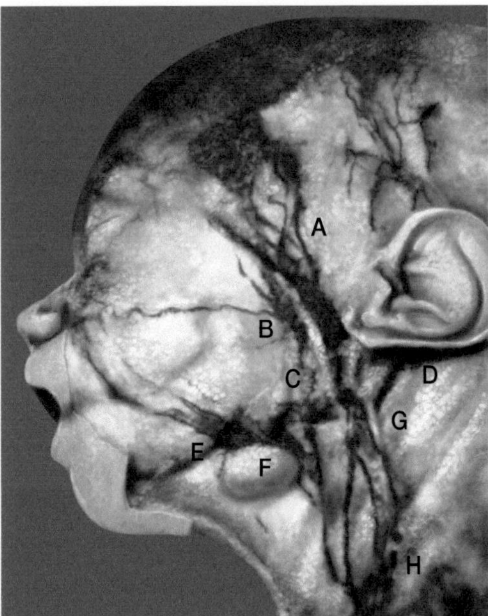

18 A, cadeia temporal superficial; B, cadeia intraparotídea; C, grupo submasseteriano; D, cadeira auricular posterior; E, cadeia facial; F, glândula submaxilar; G, cadeia jugular externa; H, cadeia jugular interna.

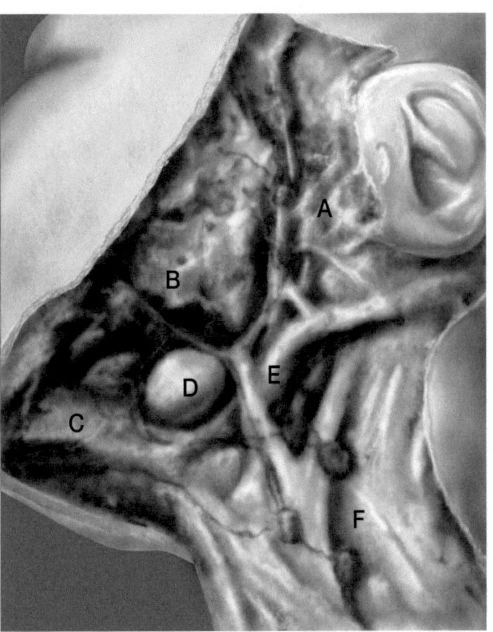

19 A, grupo submasseteriano; B, cadeia facial; C, cadeia submental; D, glândula submaxilar; E, cadeia tireolinguofacial; F, cadeia jugular interna.

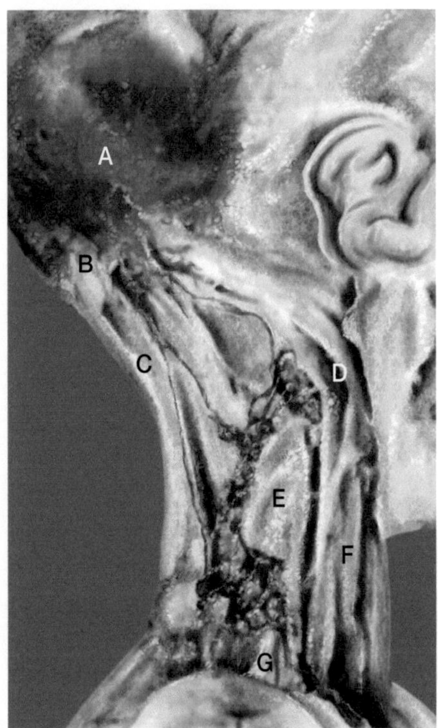

20 A, pele occipital injetada; B, cadeia subocipital; C, cadeia jugular posterior; D, cadeia occipital anterior; C, cadeia cervical ascendente; F, cadeia jugular interna; G, cadeia cervical transversa.

Os linfonodos cervicais profundos podem seguir em região posterior ao nervo acessório e em outros vasos subclávios em sua região inferior. Eles se localizam perto da veia jugular interna e profundamente em relação ao músculo esternocleidomastóideo.

Formado por vasos linfáticos provenientes dos linfonodos cervicais profundos, o tronco jugular desemboca à esquerda no duto torácico e à direita no duto linfático direito [17-20].

EFEITOS DA DLM SOBRE O ORGANISMO EM GERAL

A drenagem linfática manual (DLM), área que se destaca sobre outros tipos de terapias, é indicada principalmente, como já se sabe, para os efeitos antiedema e a terapêutica antilinfedemas. As ações ou efeitos que a DLM exerce sobre o organismo humano são amplos e variados:

Efeito drenante

A massagem corporal provê uma série de manipulações suaves que podem favorecer um pouco a drenagem linfática, mas somente no caso de a região tratada estar sã, não existindo nenhum linfedema local. Caso contrário, somente as manobras de DLM são capazes de reduzir um linfedema.

Efeito neural

No âmbito do sistema nervoso vegetativo, as manipulações utilizadas na prática da DLM determinam um contato físico repetitivo, suave e monótono com a pele do paciente/cliente, o que exerce um grande efeito sedativo (ação relaxante). O estímulo suave, contínuo e repetitivo sobre os receptores táteis faz que a DLM exerça também certo efeito analgésico (diminuição da dor) sobre a região tratada.

Efeito muscular

A DLM pode ter influência sobre as fibras musculares, tanto sobre as estriadas quanto as lisas:

- Estriada (musculatura esquelética): a DLM exerce um efeito relaxante quando esses músculos estão tensos ou hipertônicos.
- Lisa (musculatura visceral): quando submetida a uma série de estímulos suaves como os da DLM, a musculatura lisa tem seu funcionamento melhorado. Esse efeito é particularmente interessante na musculatura lisa intestinal (tratamento da prisão de ventre) e dos vasos sanguíneos (esfíncteres pré-capilares), o que às vezes se demonstra com um esbranquiçamento da pele onde se aplica a DLM.

Efeito defensivo

Mesmo não havendo comprovação científica, existe um consenso de que a DLM melhora a resposta defensivo-imunitária das regiões tratadas, com base tanto nos resultados clínicos obtidos quanto na dedução lógica de que a DLM desincha e resolve estados de edema, evitando o acúmulo dos resíduos intersticiais nas regiões tratadas, e facilitando assim a resposta do organismo. O acesso de células imunitárias incrementa o aporte dos protetores imunológicos, tanto celulares (linfócitos, macrófagos) quanto humorais (anticorpos). Seria, portanto, lógico pensar que os bons efeitos preventivos e terapêuticos conseguidos se devem a uma incidência mais ou menos acentuada sobre o sistema defensivo-imunitário do organismo.

PARTE II
TECNOLOGIA E PRÁTICA

A PRÁTICA DA DRENAGEM LINFÁTICA MANUAL

Compreende-se por drenagem a facilitação da saída de líquidos de um local onde estão acumulados para outro onde haja escoamento através de um sistema de condução.

Um agricultor drena um campo inundado retirando água encharcada através de uma rede de tubos ou canais. No nosso organismo existe um sistema tubular (vasos linfáticos) que permite uma saída relativamente fácil do líquido intersticial e da linfa que, por uma série de motivos patológicos, podem ter se acumulado em diferentes partes do corpo, especialmente na pele e logo abaixo dela (entre ela e a capa muscular).

Existem grandes diferenças entre a drenagem linfática manual (DLM) e a massagem corporal, não só no que se refere à finalidade mas quanto à prática de suas manipulações.

Por esse motivo, ainda que a DLM seja tecnicamente uma forma especial de "massoterapia", por causa de suas características especiais, não seria apropriado denominá-la "massagem linfática". Por isso foi adotado o termo "Drenagem Linfática Manual", ou DLM.

Manobras básicas

As manobras fundamentais da DLM foram publicadas por Vodder em 1936 e denominadas: *círculos verticais, manobras de bombeamento, manobra de tração e manobra de torção.* Por meio dessas manobras, tornam-se efetivos os estímulos de estiramento e enchimento dos linfangions, que levam a contrações mais frequentes e mais fortes. Consequentemente, acelera-se o fluxo linfático, o que ainda é incentivado pelo fato de que as manobras são sempre realizadas na direção desse fluxo. As contrações, que em repouso são de cerca de duas a quatro por minuto, podem ser dobradas com a manobra da DLM. Além disso, por meio das manobras ocorre um aumento de entrada de líquidos do interstício nos linfáticos iniciais, ou seja, uma produção maior de linfa. Nos linfonodos, essas manobras ocasionam uma passagem linfática mais rápida, e, na região do terminal esquerdo, um esvaziamento do duto torácico. Essa manobra incentiva ainda a formação de anastomoses na região capilar e causa dilatação dos capilares e pré-coletores.

IMPORTANTE: o efeito da DLM sobre o sistema vegetativo é simpaticolítico ou vagotônico, com queda da frequência cardíaca e da pressão sanguínea, assim como uma subida do peristaltismo do intestino. Ela dá sono e leva a um relaxamento da musculatura estriada. Além disso, deve ser alcançada uma redução dos mediadores inflamatórios.[1]

O termo "terminal" descreve a desembocadura do duto na conjunção venosa clavicular (junção da veia jugular interna e veia subclávia); o termo "profundo" refere-se aos linfonodos cervicais profundos. Ambos são registrados por Vodder.

Características gerais dos movimentos

Antes de começar a descrever as particularidades das diferentes manipulações básicas que utilizamos na prática da DLM, vamos expor uma série de características comuns a todas elas.

1 Ulrich Herpertz, "Fisiologia do interstício, do sistema linfático e da linfa", em *Edema e drenagem linfática: diagnóstico e terapia do edema* (São Paulo: Roca, 2006).

A primeira coisa que chama a atenção para quem inicia sua prática em DLM é que não se parece em nada com massagem corporal. Ainda que suas manipulações pareçam suaves carícias sobre a pele, na verdade não se trata disso, visto que realmente empurramos tangencialmente a pele até o seu limite de elasticidade, sem friccioná-la e sem deslizar sobre ela. Os movimentos de empurre da pele são exercidos basicamente em direção aos gânglios de cada quadrante linfático. As diversas manipulações da DLM existem para que possamos adaptar ao máximo nossas mãos e dedos à superfície das diferentes partes de nosso corpo, empurrando a linfa em seu trajeto natural (drenagem fisiológica). Para uma prática correta da DLM, é imprescindível saber onde se encontram as diversas divisórias linfáticas que demarcam e limitam seus diferentes quadrantes, assim como a localização dos gânglios linfáticos regionais superficiais, na qual a linfa passará para as vias mais profundas de "deságue". Como as manipulações da DLM atingem diretamente a drenagem da linfa e dos líquidos intersticiais situados nos tecidos mais superficiais do corpo, a circulação linfática mais profunda é ativada através das intercomunicações existentes e pelo efeito do empurre da linfa proveniente da superfície.

Somente se tivermos grandes impedimentos para o fluxo linfático normal (por exemplo, remoção cirúrgica de gânglios, destruição ganglionar por radioterapia, cicatrizes de grande porte, mau funcionamento vascular linfático, etc.), recorreremos às alterações de direcionamento da linfa, podendo encaminhar a linfa em fluxo contracorrente, levando-a até quadrantes vizinhos que estejam funcionando sem nenhum impedimento.

As pressões tangenciais de empurre da DLM têm certo movimento circular, elíptico ou espiral, dependendo do caso. De qualquer forma, somente existirá uma verdadeira pressão no sentido do trajeto da linfa em direção aos gânglios regionais - se fizéssemos os movimentos em todas as direções estaríamos espalhando a linfa para todas as direções, dificultando sua drenagem. A isso chamamos pressão máxima de empurre (na pressão zero existe somente o contato com a pele - nossa mão não exerce pressão nenhuma). A passagem de uma pressão à outra se faz de maneira progressiva. Pressões de empurre circular exercem certo estiramento tanto longitudinal como transversal dos vasos linfáticos subjacentes e parte dos vizinhos, que favorece seu funcionamento para que possam transportar uma quantidade maior de líquidos. A área de contato de nossas

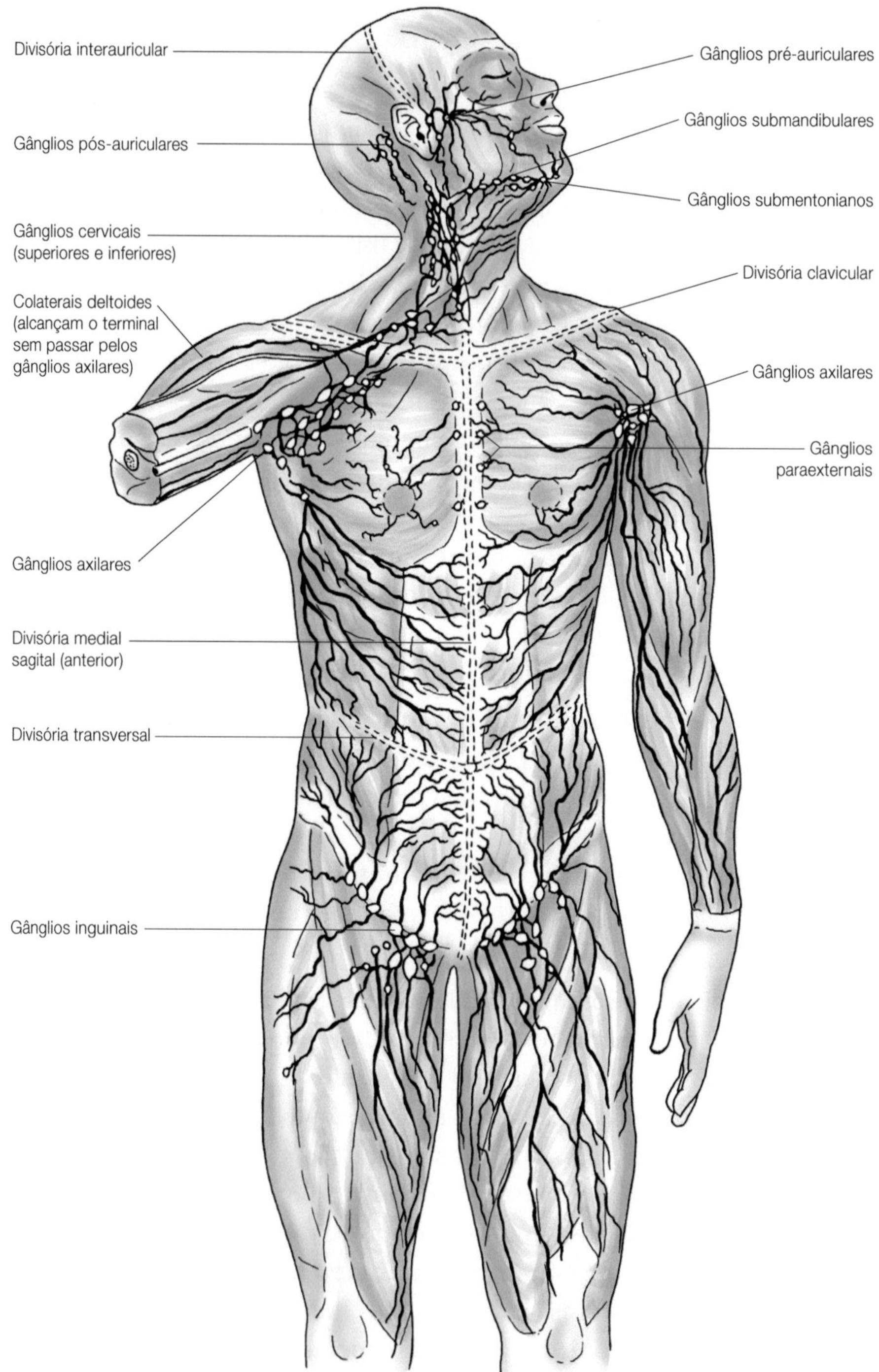

1 Mapa do sistema linfático anterior.

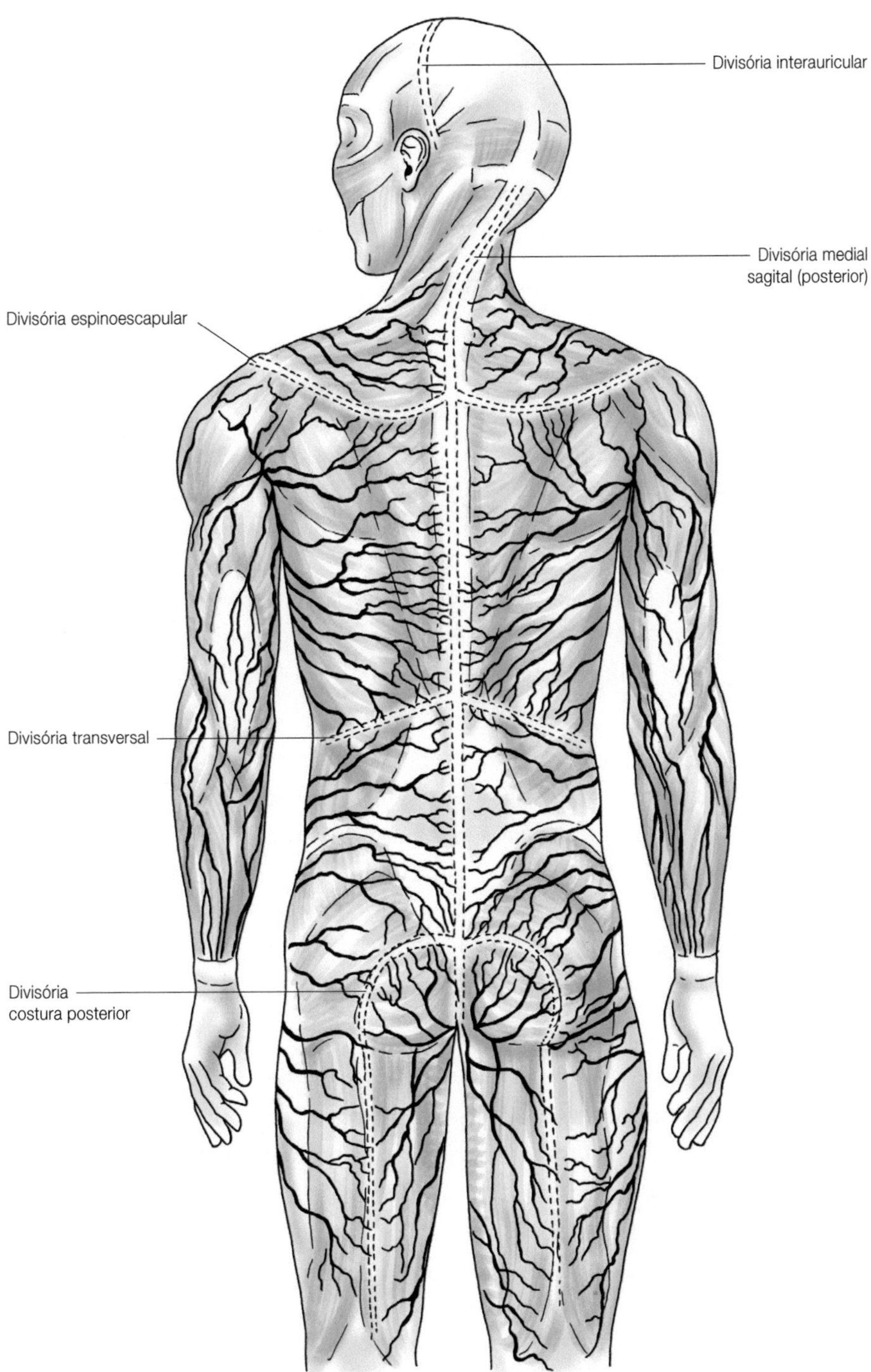

2 Mapa do sistema linfático posterior.

mãos com a pele do paciente será a maior possível. Somente nas regiões pequenas de nosso corpo, como punhos, dedos, cotovelos, olhos, etc., utilizaremos unicamente os polegares – ou os dedos que melhor se adaptarem – para empurrar adequadamente a pele. Quanto maior a superfície de contacto com nossas mãos, maior e melhor será o empurre, evitando, porém, pressões excessivas, que poderiam causar um tipo de "corte" na drenagem.

IMPORTANTE: segundo alguns autores, a DLM tem por finalidade principal "imitar" os movimentos do sistema linfático. E quanto maior o contato e aderência das mãos do profissional à pele do paciente, melhor o resultado nos empurres tangenciais que potencializam a fisiologia linfática local. Por isso desaconselha-se a utilização de cremes, óleos de massagem, etc. durante a aplicação da técnica de DLM. Existe a necessidade de máximo contato das mãos para que a resposta tátil faça que o profissional consiga evoluir nos empurres, percebendo o incremento ou não da elasticidade do tecido edemaciado, podendo adaptar os movimentos durante cada fase de uma mesma sessão de DLM. Essa condição de percepção tátil não seria possível se houvesse algum tipo de produto entre as mãos do profissional e a pele do paciente.

A região do edema a ser tratado não é objeto de muitas informações, e os efeitos diferenciais de uma abordagem por uma região ou por outra, de acordo com os patologistas, são pouco documentados. Földi atribuiu a Winiwarter[2] o princípio de que se deve iniciar o tratamento pela parte proximal do edema. Muitos outros estudiosos seguiram esse princípio, e seguem discutindo essa particularidade da metodologia de DLM introduzida por Vodder e respeitada pela maioria dos estudiosos até hoje.

Sendo assim, seguiremos a "maioria", ou seja, na DLM trabalhamos sempre no sentido proximal-distal, a fim de drenar sem impedimentos: esvaziam-se primeiramente os líquidos acumulados próximos aos gânglios, e assim vai-se afastando, esvaziando as regiões de trajeto, até chegar à área efetiva a ser drenada e empurrar a linfa de volta no sentido fisiológico – ou seja, em direção aos gânglios. Também deve-se incluir aqui a zona de desembocadura final de todo o sistema vascular linfático (terminal), que, como já sabemos, se encontra a certa profundidade abaixo

2 A. Winiwarter, *Die Elephantiasis Deutsche Chirurgie*, cit.

das fossas supraclaviculares. Quando começa haver acúmulo de líquidos em um tecido, os vasos linfáticos daquela região ficam cheios de linfa, pois tentam solucionar o problema rapidamente. Por isso é sempre conveniente que se estimulem os gânglios regionais primeiro para eliminar melhor o líquido acumulado na região de edema.

As pressões das manipulações da DLM devem ser de 15 mmHg a 40 mmHg (milímetros de mercúrio), muito mais suaves que as empregadas na massagem corporal, que são na faixa de 70 mmHg a 80 mmHg. Dessa forma conseguimos ativar a drenagem da linfa sem ativar a irrigação sanguínea, que produziria uma filtração (passagem) maior de líquido para os tecidos nos capilares sanguíneos da região.

O professor M. Collard[3] demonstrou, durante linfografias, que os linfáticos coletores podiam ser lesionados em consequência de massagens profundas. Quando se trata de vasos menores, como os capilares, aconselhamos evitar os movimentos mais profundos ou qualquer manobra que possa resultar em cisalhamento dos tecidos (*pétrisságe*).

Ainda a respeito da pressão a ser exercida, já há um século Lucas--Champonnière[4] preconizava a aplicação de uma "pressão apenas mais forte do que uma carícia". Em oposição, Zabludowski[5] denegria essa suavidade, qualificando essas massagens de "tratamento sugestivo". Eles não foram os primeiros a divergir sobre a questão e também não serão os últimos. Se limitamos essa referência a Lucas-Champonnière e a Zabludowski, é porque sua dualidade poderia estar apoiada, de uma maneira ou de outra, nos trabalhos de Starling.[6] Ainda que Starling tente reduzir a importância atribuída apenas ao sistema linfático na reabsorção do líquido intersticial, sua segunda lei será retomada por Kuhnke em 1974,[7] para determinar a "pressão ideal da massagem" em 33 mmHg. Esse valor e essa expressão devem ser considerados com prudência. A palavra "ideal" não deve ser tomada em seu sentido restrito de perfeição, mas no seu sentido

---

3 Departamento de Radiografia "Le Rayon de Soleil", Montignies-le-Tilleul, Bélgica.

4 J. Lucas-Champonnière, *Traitement des fractures par le massage et la mobilisation* (Paris: Rueff, 1895).

5 J. B. Zabludowski, *Technique of massage* (Leipzig: G. Thieme, 1903).

6 E. H. Starling, "On the Absorption of Fluids from the Connective Tissue Spaces", em *Journal of Physiology*, nº 19, Londres, 1896.

7 E. Kuhnke, "Uber das Filtrations und Reabsorptionverhalten der Blutkapillaren bei der Einwirtkung eines Massagesdruckes", em *Physioterapie*, nº 65, 1974, pp. 1-2.

mais amplo, de aproximação: a pressão deve ser adaptada de acordo com a fase do dia, com a atividade do paciente, com a posição do membro e com o caráter mais ou menos reversível e a consistência do edema.

Aplicar uma pressão adequada para cada paciente requer uma "mão experiente" do terapeuta. Palpando o tecido, pode-se reconhecer sua qualidade, regulando a intensidade da manipulação e chegando à pressão mais justa e precisa para realizar o melhor tratamento possível. O aparecimento de algum tipo de lesão ou dor indicará o excesso de pressão manual exercida, devendo-se corrigir imediatamente o movimento.

Todas as vezes que se executa uma pressão de empurre deve haver, por conseguinte, um relaxamento do tecido, e tanto uma como outra são de extrema importância durante a aplicação prática da DLM. O líquido intersticial e a linfa são como uma massa líquida que corre lentamente. Um dos maiores erros que se observa nos profissionais que começam a trabalhar com DLM é fazer as manipulações muito curtas e rápidas. Para que a drenagem seja efetiva, é importante que sejam longas e lentas, havendo uma pausa para a fase de relaxamento do tecido a fim de que haja tempo para que os vasos linfáticos se encham novamente. De forma crescente se realiza uma compressão de empurre e de forma decrescente deve-se realizar o movimento de descompressão. Ambos os movimentos devem variar de acordo com:

- o paciente/cliente – no tocante à idade e constituição física;
- o tipo de afecção apresentada;
- as zonas de tratamento;
- o estado em que se encontra o tecido;
- as reações da pele.

As manipulações de DLM são compostas basicamente todas por três fases: uma fase ativa (empurre) e duas fases passivas (apoio da mão e relaxamento posterior). Dessa forma os vasos linfáticos têm tempo para encher-se novamente e assim podemos mobilizar melhor a linfa de seu interior. Mesmo assim, as manipulações devem ser praticadas de cinco a sete vezes, várias vezes. Segundo vários autores, essa é a melhor forma de mobilizar adequadamente a linfa.

Como em toda técnica manual, o ideal é que o paciente esteja extremamente relaxado (no caso da DLM isso é de suma importância para obter bons resultados), o ambiente de trabalho ideal deve ser tranquilo e agradável, sem barulho, com iluminação reduzida, música ambiente suave, temperatura confortável para o paciente, toalhas ou lençóis para cobri-lo, pois não poderá sentir frio em momento algum. O paciente deve, preferencialmente, estar nu, ou sem nenhum tipo de roupa que possa dificultar a circulação linfática superficial (como sutiãs, calcinhas justas, meias, etc.).

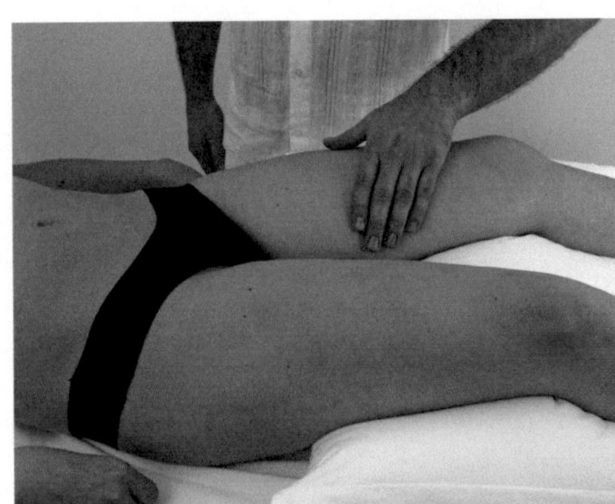

3 Apoio correto de mãos e dedos.

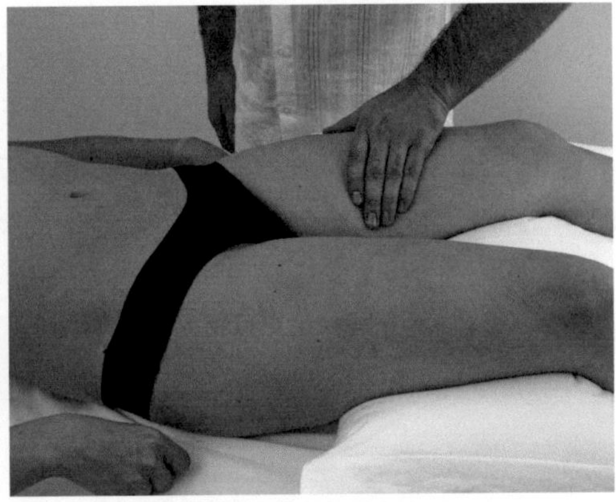

4 Movimento de empurre com as mãos e/ou dedos.

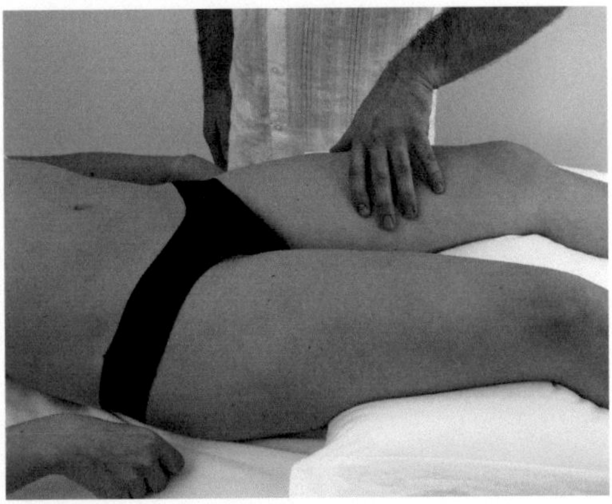

5 Deixando de pressionar, a pele volta à sua posição inicial e há o relaxamento.

Particularidades das manipulações

Nesta obra, o desenvolvimento das manobras práticas para a DLM levou em consideração as particularidades da técnica desenvolvida por Vodder, respeitando o conhecimento e experimentação científica de alguns autores que, sendo seguidores dos trabalhos de Vodder, continuaram as pesquisas e puderam comprovar a eficácia de alguns movimentos da técnica clássica de DLM, maximizando algumas manipulações e acrescentando outros movimentos, como as manobras profundas e especiais, visando potencializar e ampliar a aplicabilidade da técnica original para alcançar resultados mais amplos e efetivos.

Durante cada manipulação, a intenção principal é fazer que as mãos do profissional tenham perfeita adaptação à superfície cutânea do paciente, visando atingir uma drenagem o mais efetiva possível em cada uma das regiões do corpo humano. Neste livro utilizaremos os nomes que foram criados pelo doutor Vodder em seu dia a dia, um vocabulário bastante metafórico, porém de fácil fixação.

Diferentemente de outras técnicas, as manipulações de DLM se reduzem a basicamente quatro movimentos:

1. círculos fixos;
2. bombeamento;
3. doador;
4. giro ou rotatório.

Todas as zonas de nosso organismo podem ser trabalhadas com movimentos, desde os básicos até variantes e combinações diferentes entre si, obtendo uma amplitude de possibilidades cuja finalidade principal é adaptar-se à superfície cutânea e drenar o melhor possível as diferentes partes morfológicas do corpo humano.

Diferenças gerais entre massagem corporal e DLM

Tabela 1 Mecanismos gerais de ação e objetivos principais

Massagem corporal	DLM
• Melhora a microcirculação (capilares sanguíneos), ativando os processos de filtragem e reabsorção, a mobilização e a eliminação de resíduos (restos metabólicos) presentes nos músculos e no tecido conjuntivo da parte tratada. • Regula o tônus muscular, especialmente da musculatura estriada ("voluntária") ou esquelética de nosso corpo. • Melhora ou mantém a elasticidade de músculos, tendões, ligamentos e outras estruturas do tecido conjuntivo. • Efeito estimulante inicial, ao que segue um efeito relaxante, tanto físico como psíquico.	• Atua sobre os vasos linfáticos ativando seu automatismo e a eliminação do líquido intersticial e da linfa que por determinadas circunstâncias patológicas tenham se acumulado em algumas partes do corpo. Não aumenta, entretanto, a filtragem nos capilares sanguíneos, como ocorre com a massagem corporal. • Influi tanto sobre as fibras musculares: a) estriadas: favorecendo seu relaxamento quando estão tensas ou hipertônicas; b) lisas: melhorando seu automatismo, como se observa, por exemplo, nos ângions linfáticos ou no intestino. • Está direcionada para ativar a circulação linfática, especialmente a subcutânea, sobre os diferentes quadrantes linfáticos em direção às vias de desaguamento (gânglios linfáticos regionais) que comunicam com vias mais profundas. • Por se tratar de manipulações suaves, lentas e repetidas, exercem um apreciável efeito vagotônico (antiestresse) por ativação do sistema nervoso vegetativo de relaxamento (parassimpático).

Tabela 2 Diferenças práticas e teóricas

Massagem corporal	DLM
• Com o estímulo da irrigação sanguínea, a zona tratada apresenta maior ou menor eritema. Pessoas que apresentam certa retenção de líquidos podem não obter bons resultados finais. • É exercida uma boa pressão sobre os tecidos. Essas pressões alcançam certas profundidades que são excessivas para o sistema linfático vascular, dificultando seu mecanismo impulsor. • Uma massagem vigorosa pode produzir certa dor em alguns casos; isso não necessariamente é inadequado. • O ritmo da prática é bem mais rápido que o da DLM. • As mãos do massagista estão bastante tensas durante a massagem, os punhos ficam rígidos e os dedos muito ativos • São utilizados produtos auxiliares para favorecer o deslizamento das mãos (cremes, óleos de massagem, talco, etc.).	• Nunca deve causar um eritema na pele, evitando qualquer fricção ou pressão intensa que possa ocasioná-lo. O avermelhamento da pele determina maior aporte sanguíneo e assim maior filtração (passagem de líquido aos tecidos), o que devemos evitar para não dificultar a finalidade principal da DLM. • As pressões de empurre são mais suaves, uma vez que são feitas de maneira tangente à pele, com certo movimento circular com máxima e mínima pressão. • A DLM nunca causará dor, pois nesses casos os vasos linfáticos, por via reflexa, deixam de funcionar corretamente. Nos tratamentos de hematomas, inflamações ou outros "pontos dolorosos", afastaremos nossas mãos suficientemente para não causar dor alguma. • O ritmo das manipulações da DLM é bastante lento. Em condições normais, os vasos linfáticos se contraem de dez a catorze vezes por minuto. • As mãos do linfoterapeuta se apresentam relaxadas durante a prática da DLM, os punhos "soltos" e os dedos passivos. • Não se emprega nenhum tipo de produto que possa causar deslizamento das mãos sobre a pele do paciente/cliente. Se não houver uma boa aderência das mãos à pele, não se pode empurrar bem a pele e consequentemente os líquidos que se encontraram abaixo dela.

Movimento dos círculos fixos (CF)

É possível realizar esta manobra utilizando tanto os dedos (do indicador ao anular), empurrando a pele e tecidos adjacentes, como também com a mão toda relaxada sobre a pele do paciente/cliente, fazendo movimentos mais elípticos que circulares. Dizemos que os círculos são fixos porque as mãos não vão avançando como em outras manipulações da DLM. Mãos e dedos permanecem passivos, e o movimento é efetivamente realizado pelo punho (nessa e em todas as manipulações da DLM).

Seus locais principais de utilização são: rosto, cabeça, nuca, pescoço, zonas ganglionares superficiais (axilar, inguinal), cotovelos, joelhos, mãos e pés. Em cada uma dessas partes do corpo, utilizaremos uma ou outra variação, elegendo a mais apropriada em cada caso.

Fases dos círculos

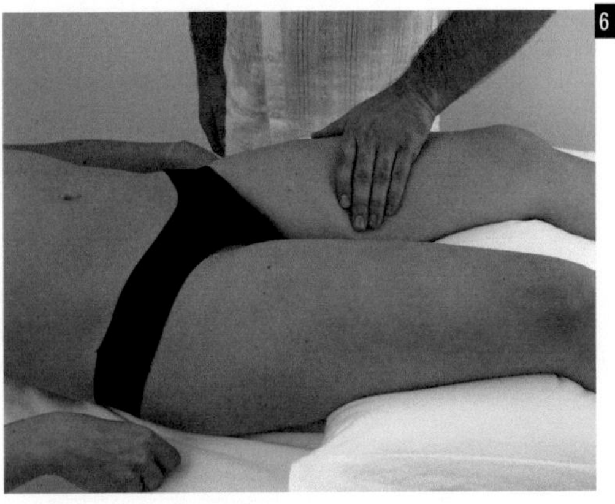

- Fase de pressão:
  - Todos os dedos, menos o polegar, são colocados de modo plano sobre a pele (de acordo com a zona, ela será tocada pelos dedos e por parte da palma da mão).
  - Devemos fixar a ideia de "tocar" com as segundas falanges (para evitar que os dedos se flexionem).
  - Agora nossas mãos estarão "grudadas na pele", de acordo com a zona de contato (para não friccionar).

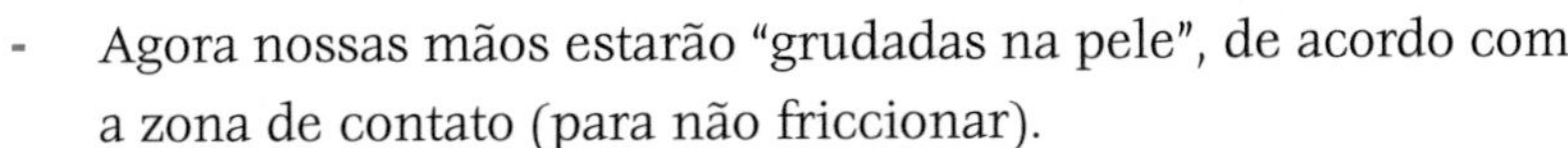

  - A partir dessa preparação, se inicia um movimento circular ou elíptico de empurre gradual da pele e dos tecidos subjacentes, até "sentir" o limite de elasticidade que a pele nos impõe. É importante não forçar.
- Fase de descompressão:

  Agora, desse ponto máximo de empurre, se inicia a fase gradual de descompressão, para retornar a pele ao ponto de início do movimento.

Variantes do círculo fixo

Círculos avançados – Quando o círculo fixo está na fase final de pressão, em vez de afrouxar e retornar com a pele, simplesmente permitimos que a pele "escape" debaixo de nossos dedos, retornando à posição inicial.

- Os dedos que já avançaram, durante a fase de descompressão, giram para poder iniciar o movimento seguinte.

Círculos com o polegar – A ponta do polegar estendida toca a zona a tratar, e inicia a ação de empurre, girando 90° sobre a pele e deslizando sobre sua base.

- Uma vez iniciado o giro de 90° encontramos o "topo" de mobilidade da pele. Nesse momento se inicia a fase de descompressão e relaxamos o polegar (o que permite a pele regressar) e terminamos de fazer o giro.
- Feito o giro, aproveitando a fase de relaxamento e sem nenhuma pressão, o polegar gira para poder retomar a posição inicial e recomeçar outro movimento.

  Pode-se realizar esse movimento com os polegares trabalhando alternadamente ou de maneira simultânea.

Círculos com a ponta dos dedos – De similar execução ao círculo fixo com os dedos estendidos. É um movimento que utilizamos em áreas específicas, em nível mais profundo e como uma forma de explorar as fáscias musculares e zonas articulares dolorosas.

- Colocam-se as pontas de todos os dedos alinhadas, tocando a zona a tratar, e os dedos devem estar flexionados.
- Inicia-se o movimento de pressão empurrando com todas as pontas dos dedos ao mesmo tempo, deslizando a pele, porém sem friccionar.
- Durante a descompressão os dedos retornam juntamente com a pele ao ponto inicial do movimento.

Círculos com os polegares planos - De execução semelhante aos círculos com o polegar.

- Tocamos a pele com a parte lateral externa e da zona palmar do polegar estendido, e realizamos o giro e o deslocamento da pele com todo o polegar plano. A palma estendida roça a pele.
- Durante o relaxamento e descompressão, a mão avança sobre a pele, mantendo um contato com a ponta do polegar sobre ela mesma.
- Retomamos a posição de início e recomeçamos o movimento.

  Pode-se realizar esse movimento com ambos os polegares simultaneamente ou alternadamente. Devido à posição plana da mão, ele se parece com um movimento giratório da palma.

Movimento de bombeamento (B)

Seu local de aplicação mais apropriado são as partes curvas e longas do corpo, como as extremidades (braços, coxas, pernas) e partes laterais do tronco ("flancos"). Nossas mãos estarão em contato com a pele do paciente pela borda radial dos dedos indicador e polegar. É necessário evitar uma pressão excessiva para não realizar um movimento "cortante". Assim sendo, antes de realizar o empurre, há que ter certeza de que houve perfeita adaptação dos dedos com a pele do paciente/cliente, seguida de um apoio parcial da palma da mão, a fim de evitar que os dedos sejam "cravados" contra a pele.

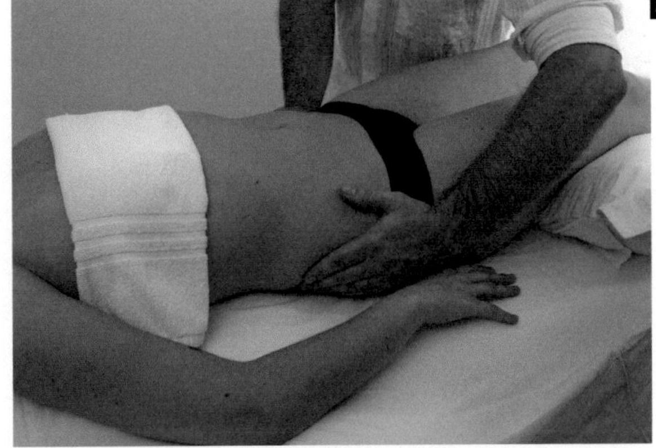
7

Entende-se por abdução a ação de girar para fora ou afastar-se da linha média de uma parte do corpo. Durante o bombeamento, a mão realiza dupla abdução: radial (gira para frente enquanto empurra a pele) e cubital (gira para trás enquanto avança com a mão relaxada). Na DLM os empurres são feitos de forma gradual, nunca de forma brusca. Nessa manipulação o polegar e os demais dedos permanecem estirados, porém sem estar rígidos, pois o empurre é realizado de fato pela palma da mão. Podemos praticar os bombeamentos com uma ou com as duas mãos alternadamente ou em paralelo. Sequência:

- A mão se situa perpendicular à zona a tratar.
- Os dedos e o polegar permanecem estirados por ambos os lados da região, sem estar rígidos. A palma da mão está separada.
- Os metacarpos e primeiras falanges movimentam a pele para os lados; a palma da mão se aproxima até tocar totalmente a pele.
- A palma realiza uma pressão como um empurre para a frente, até encontrar, como sempre, o limite do movimento.
- A fase de descompressão permite à pele escapar debaixo da palma da mão.
- Na fase de afrouxar, o jogo articular do carpo do terapeuta permite elevar a munheca, separando a palma da mão.
- A mão retorna à posição de início do movimento.

Geralmente se realiza com ambas as mãos, trabalhando alternadamente, mas pode-se aplicar simultaneamente ou com uma só mão. É preciso prestar especial atenção para não exercer pressão com a zona cubital ou radial da mão. Os dedos se separam do polegar, tanto quanto a amplitude da região o requeira.

Movimento doador (D)

Devido à forma de realizar esse movimento, o professor Günther Wittlinger o chamou "doador", já que dizia que dávamos algo nosso ao paciente.

É uma variação dos bombeamentos e tem sua aplicação exclusivamente nas regiões distais (antebraços e pernas). A diferença principal é que existe um quarto movimento, consistente em um deslocamento lateral dos dedos saindo (da linha média da extremidade). O centro do giro será a articulação inicial (metacarpofalange) do dedo indicador. Nessa manipulação a palma da mão estará sempre voltada para o terapeuta.

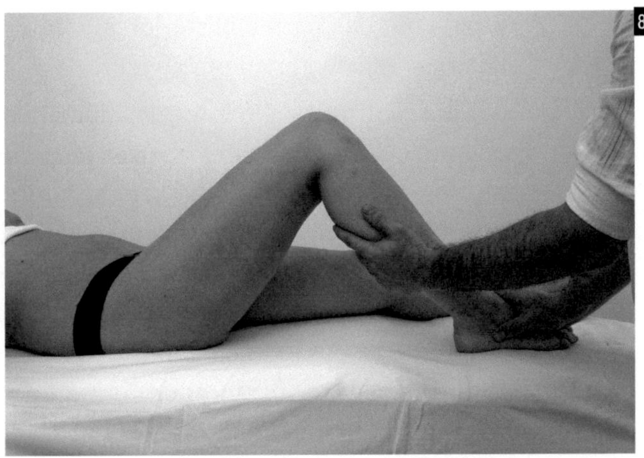

Se a região a ser tratada fosse transparente, o terapeuta conseguiria ver a palma de sua mão.

O deslocamento da mão e dos dedos causa uma sensação de movimento em espiral ou "saca-rolhas". Os doadores podem ser realizados com uma mão ou com as duas, de maneira alternada. Sequência:

- Com os dedos estirados (nunca se dobram), a palma (sempre dirigida aos olhos do terapeuta) se posiciona formando uma cruz com a zona a tratar (braço ou perna).
- Quando a palma toca a pele, ocorre um movimento de empurre com giro, perdendo-se a forma de cruz.
- A flexibilidade do tecido marcará o final do empurre e também do giro.
- Relaxar e afrouxar a pressão.
- Aproveita-se o tempo de descompressão e relaxamento para que a munheca volte a tomar a posição de início do movimento doador.
- O polegar discorre paralelamente à extremidade, servindo de guia, como se fosse uma argola em uma barra de metal.

  Esse movimento não pode ser realizado corretamente se a articulação da munheca se mantiver rígida, já que é seu movimento de dobradiça o que permite a realização do movimento doador.

Manipulação rotatória ou giros (G)

Essa manobra recebe este nome devido aos deslocamentos giratórios dos polegares no final. É adequada para tratar grandes superfícies planas do corpo, como as partes posteriores e anteriores do tronco (tórax, costas, abdome e região gluteolombar).

Para realizar os giros, vamos apoiando nossas mãos sobre a pele do paciente com os polegares abertos (separados) e os demais dedos estirados, porém relaxados. Como sempre na DLM, empurramos na direção e no sentido das vias naturais da drenagem linfática, quer dizer, até os gânglios regionais, salvo se houver algum obstáculo, por exemplo os mamilos, quando se está tratando o quadrante linfático peitoral. Os dedos longos da mão (todos exceto o polegar) estarão entreabertos (o polegar estará muito aberto ou separado), de forma que o indicador oriente a direção de empurre. Esse movimento ocorre desde a base até a ponta dos dedos longos da mão, porém a ponta dos dedos devem se elevar ligeiramente, para que não façam pressão e apertem a pele e freiem o movimento. O empurre termina com um deslocamento para dentro do polegar até que a mão esteja praticamente fechada. Os giros podem também ser realizados alternando as mãos, deixando-as em paralelo ou usando uma de cada vez. Sequência:

9

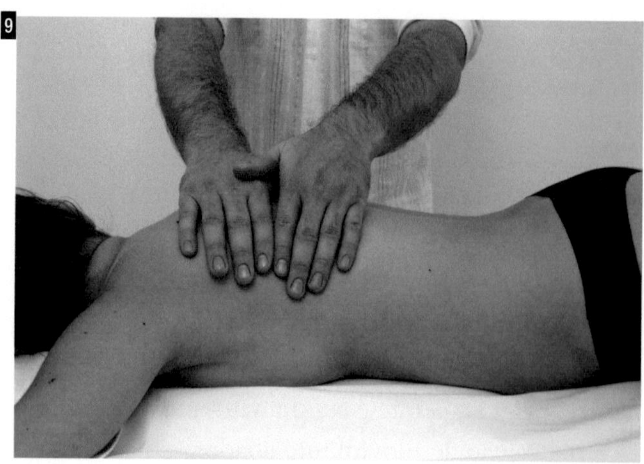

- Inicia-se tocando com a ponta de todos os dedos estirados. A mão deve estar plana e elevada, e o polegar separado formando um ângulo inferior a 90º.
- Suavemente, a palma abaixa até tocar totalmente a pele, sem pressionar.

- Quando a palma (bem plana) está em total contato com a pele, exerce uma suave pressão para poder empurrar para frente, sem deslizar nem friccionar, realizando um sutil giro em direção ao dedo mínimo.
- Como é norma, o limite da elasticidade da zona nos marca o fim do movimento.
- O polegar mantém quase toda sua abertura inicial em todo esse trajeto.
- Na fase de relaxamento ou descompressão, a mão se levanta e a pele se solta debaixo dela.
- Simultaneamente o polegar se fecha, aproximando-se do indicador.
- O polegar fica fixo, enquanto os dedos avançam para recuperar a posição inicial do movimento.

Manipulação combinada: bombeamento + círculos fixos (B + CF)

Na realidade não se trata de uma manipulação com características próprias, mas sim o resultado da combinação de movimentos sucessivos com alternância das mãos, compreendendo bombeamento e círculos fixos. Seus locais de aplicação serão os mesmos do movimento de bombeamento. Na prática, essa manipulação acaba sendo muito utilizada, pois é muito cômoda de se realizar e também porque permite um acesso maior à superfície corporal que os bombeamentos realizados com as duas mãos.

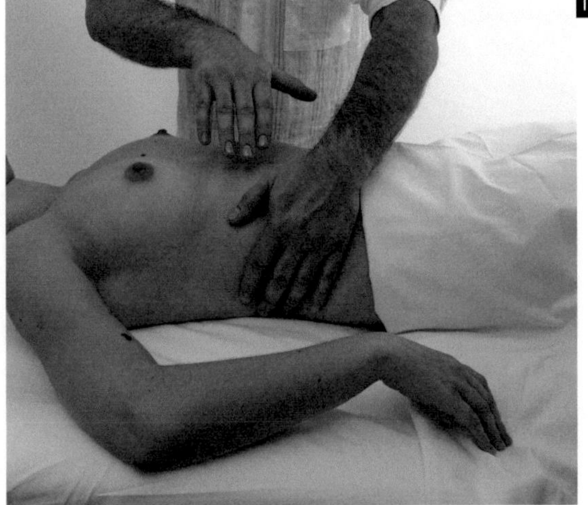

10

DLM NO TRATAMENTO DO CORPO TODO

Segue abaixo o passo a passo da técnica de DLM aplicada a todo o corpo, desde que não existam interrupções linfáticas, como a retirada cirúrgica de gânglios regionais. Nesse caso, seria necessário estimular as anastomoses existentes, para potencializar e ativar os trajetos de esvaziamento, que, no caso, modificam as sequências expostas a seguir.

Considerando a fisiopatologia linfática, dividimos o corpo em nove zonas:

1. pescoço;
2. rosto;
3. extremidades superiores;
4. tórax anterior (mamas);
5. abdome;
6. extremidades inferiores;
7. nuca;

8. dorsais;
9. lombares.

Normas a respeitar durante a aplicação da DLM

O trabalho da DLM é praticamente artesanal. Com nossas mãos conseguimos "esvaziar" os espaços intersticiais, de acordo com a quantidade de líquido acumulado e o tempo destinado a cada tratamento. A realização da DLM tem de estar de acordo com um esquema já estabelecido por Vodder e as manobras devem ter as seguintes características:

- realização em grandes superfícies;
- trabalhar sempre de proximal a distal – drenar primeiro o que houver à frente, ou seja, manobras fundamentalmente na direção do fluxo linfático. Iniciar sempre a DLM manipulando a região cervical – especialmente os gânglios "profundo" e "terminal";
- onde houver maior quantidade de líquidos retidos, ali trabalhar mais tempo. A maior ou menor repetição estará relacionada ao caso tratado. Áreas mais inchadas requerem mais repetições;
- cada uma das zonas a ser tratada é formada por várias sequências, que deverão ser repetidas no mínimo três vezes antes de se passar para a próxima sequência;
- cada sequência é formada por movimentos trabalhados com as mãos alternadas ou simultâneas;
- mãos simultâneas = cinco movimentos;
- mãos alternadas = seis ou oito movimentos;
- trabalhar sempre em ritmo lento, pausado e repetitivo, como exige a DLM;
- manobras sempre para dentro e para fora;
- manobras predominantemente circulares;
- duração da pressão de cerca de um segundo, finalizando com fase de descanso de aproximadamente cinco a sete segundos, quando a manobra deve ser novamente efetuada no mesmo local;
- repetição da manobra no total de cinco a sete vezes por segmento tratado;

- a força da manobra varia de fraco a forte, de acordo com o tipo e a gravidade do edema, e as propriedades locais;
- as manobras não devem causar nenhum eritema na pele. Caso isso ocorra, é sinal de que está sendo realizada de maneira demasiadamente forte;
- deve-se contar mentalmente quando se aplicam os movimentos. Uma total concentração durante a execução da drenagem faz que se mantenha um ritmo preciso, a consequente manutenção da pressão e velocidade controlada durante as manobras;
- as manobras não devem causar nenhuma dor;
- a DLM jamais deve ser desagradável;
- nunca ter pressa: as sessões duram no mínimo meia hora. Não se pode trabalhar com rapidez. Os movimentos devem ser adaptados à velocidade do sistema linfático;
- o paciente/cliente deve estar totalmente deitado na maca, exceto nos tratamentos faciais, quando estará com a cabeceira da maca elevada a 30°;
- o paciente não deve usar nenhum tipo de roupa que possa interromper total ou parcialmente a circulação linfática superficial;
- a ativação linfática pode variar de acordo com cada indivíduo, não sendo necessariamente estimulada no exato momento da aplicação. Na maioria das vezes o efeito se prolonga por algumas horas após o término;
- é imprescindível o conhecimento máximo da anatomia e da fisiologia linfática para assegurar bons resultados;
- não esquecer que existem técnicas complementares que podem auxiliar o trabalho, como a reeducação postural, alguns tipos de exercícios físicos e respiratórios, cinesioterapia, dietoterapia, mobilizações ativas e passivas, pressoterapia, além do uso de malhas, ataduras e faixas compressivas nos casos de grandes edemas;
- posicionar corretamente o paciente/cliente à maca, facilitando a aplicação das manobras e respeitando os princípios de ergonomia e postura do profissional;
- o número de sessões por semana será no mínimo duas, dependendo do caso a ser tratado. Alguns pacientes/clientes necessitam de

aplicações diárias. Ainda que muitas das situações passíveis de DLM possam ser do tipo crônicas (por exemplo: elefantíase), não se deve pensar que precisam se submeter a sessões de DLM continuamente, pois os tratamentos são seriados e devem ter pausas entre eles, como semanas ou até meses de intervalo;

- todas as rotinas de DLM que serão expostas referem-se à aplicabilidade em cada uma das regiões corporais, desde que não existam interrupções linfáticas, como a retirada cirúrgica de gânglios regionais. Nesse caso, será necessário estimular as anastomoses existentes, para potencializar e ativar os trajetos de esvaziamento e redirecionamento da linfa para um quadrante "saudável" e, depois disso, levar ao terminal;
- a DLM não deve ser combinada com outras formas de massagem na mesma sessão. Vale lembrar que a drenagem é a técnica manual que maior ajuda na solução de patologias linfáticas, como os edemas linfostáticos primários e secundários, chamados linfedemas.

IMPORTANTE: alguns especialistas em estética utilizam em seus protocolos de tratamentos combinações de diversos tipos de massagem manual, podendo mesclá-las durante uma mesma sessão de terapia. Baseando-se em referências científicas sobre reações fisiológicas muito distintas durante a aplicação de DLM e de outros tipos de massagem (como a sueca, a clássica, etc.), não é aconselhável que se apliquem técnicas distintas concomitantes à DLM, antes ou depois dela, pois o efeito principal da DLM poderá se tornar completamente nulo, perdendo-se o enfoque principal dessa terapia.

Orientação das zonas de tratamento prévio (ZTP)

Tratamento das diversas regiões do corpo

Classicamente os tratamentos de DLM começam e terminam com um *effleurage*, termo francês que significa "contato muito suave", quase imperceptível e que em quiromassagem é conhecido como "passe neurocutâneo". Não são manipulações efetivas em DLM, porém servem como tomada de contato inicial com o paciente. São repetidas no final da sessão, pois causam uma agradável sensação.

Em cada região a ser tratada, deveremos respeitar as seguintes premissas:

- As ZTP são os gânglios linfáticos do quadrante a ser tratado. Eles deverão ser "esvaziados" previamente, liberando um trajeto para a linfa da região tratada. Os gânglios não serão "esvaziados" novamente no final das manipulações, tendo em vista que isso já foi realizado previamente.
- Os quadrantes linfáticos ou divisórias linfáticas delimitarão a área a ser tratada com a DLM.
- O trajeto linfático principal de cada uma das regiões do corpo segue um caminho determinado, que desemboca nos gânglios regionais principais, que por sua vez se comunicam com os vasos linfáticos que levam a linfa a planos mais profundos, até que finalmente chegue aos grandes coletores linfáticos e em seguida ao terminal, ponto final do sistema vascular linfático que faz a comunicação direta com a corrente sanguínea.
- Vale lembrar que sempre, em DLM, cada manipulação deve ser repetida muitas vezes (no mínimo de cinco a sete vezes) para que a drenagem surta efeito.

Tabela 3 ZTP na DLM das diferentes partes do corpo

	Rosto	Pescoço	Nuca	Peito	Costas	Braço	Abdome	Gluteo-lombar	Perna
Rosto		X	X						
Pescoço									
Nuca		X							
Peito		X							
Costas		X		X					
Braço		X		X					
Abdome		X							
Z. gluteo-lombar		X					X		
Perna		X					X		

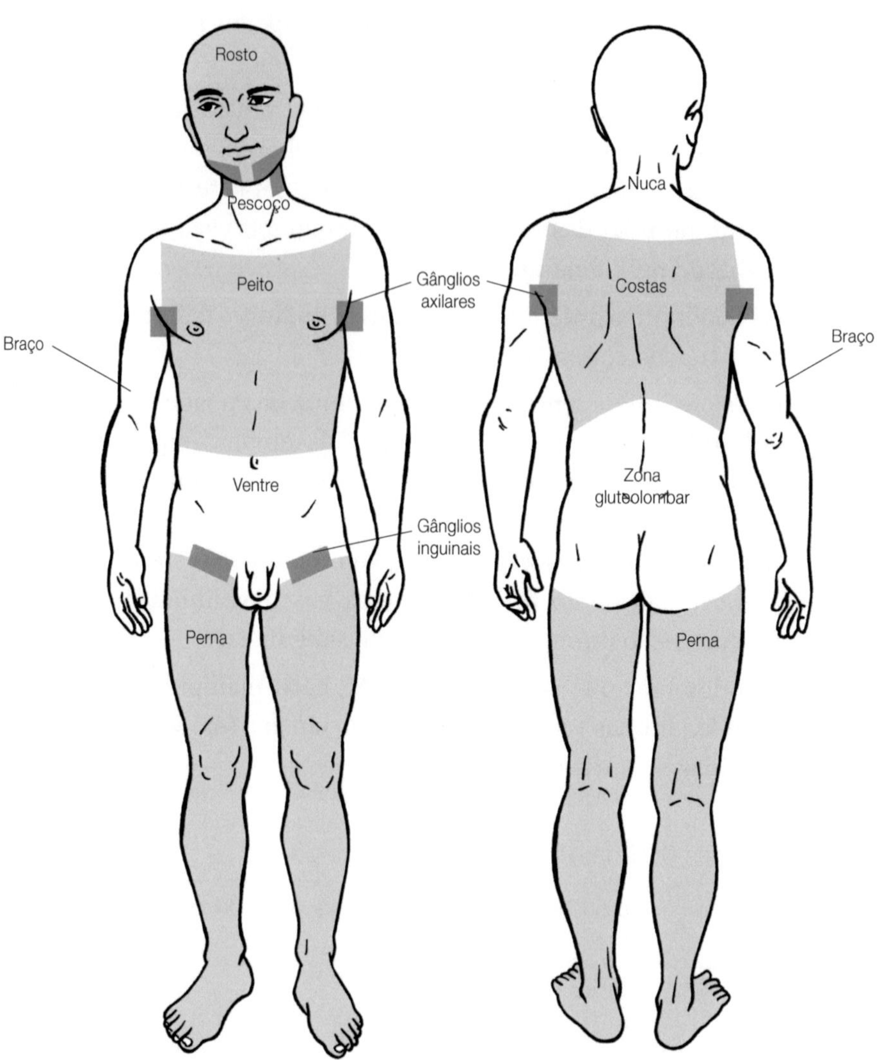

11 Mapa das ZTP.

TRATAMENTO EM DECÚBITO DORSAL

Tratamento das cadeias ganglionares do pescoço

Na drenagem linfática da cabeça e pescoço, o paciente fica sentado, discretamente inclinado para trás. Sempre se inicia a drenagem linfática manual (DLM), de qualquer região do nosso organismo com a manipulação da zona cervical (pescoço e terminal).

NOTA: diversos autores relatam que a manobra sobre os gânglios cervicais serviria apenas para "tomar contato" com o paciente, não tendo efeito importante no início da DLM para qualquer outra região que não seja cabeça e pescoço. Nesta obra, a manipulação prévia dos gânglios cervicais está mantida segundo os moldes clássicos de DLM, pois não foram encontrados relatos científicos que provem função contrária.

A DLM do pescoço será realizada antes da cabeça e do rosto, devido à anatomia da região a ser trabalhada.

12
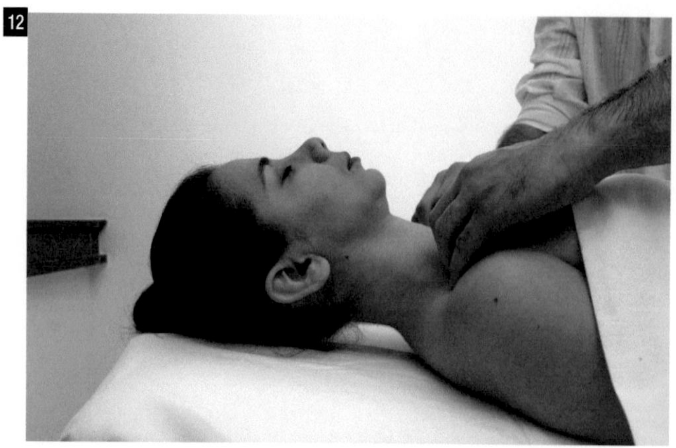

13
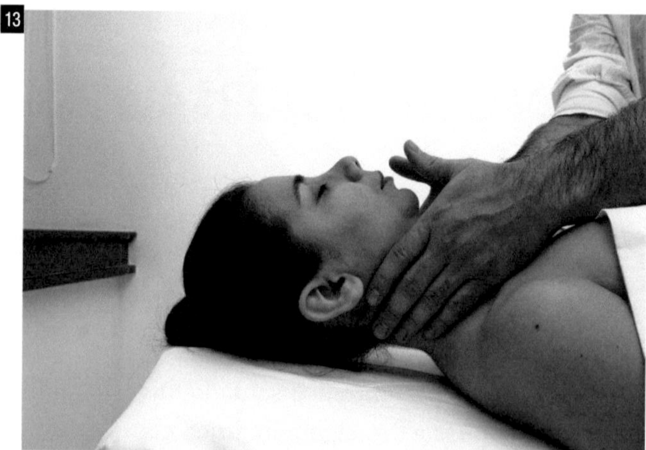

14
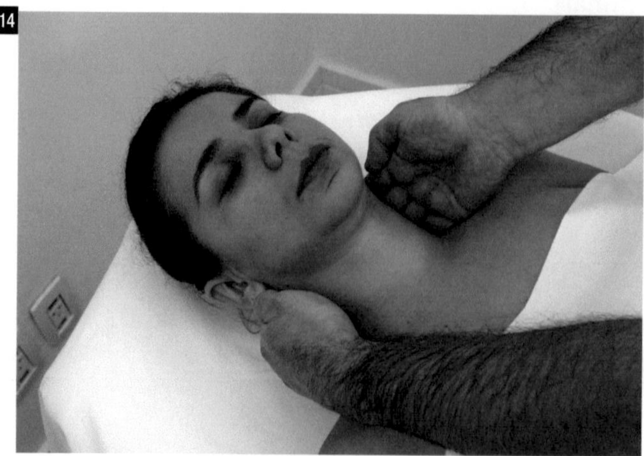

Na drenagem do pescoço, utilizam-se círculos fixos (CF) com os dedos, que exercem pressões sucessivas no nível da fossa retroclavicular. 12

A seguir, os dedos do profissional executam CF sobre as vias de evacuação pré-esternocleidomastoideanas até a inserção mastoideana do músculo. 13 Os CF com os dedos fazem, na sequência, um trajeto paralelo sobre toda a superfície do músculo esternocleidomastóideo, e a drenagem continua ao longo da borda posterior desse músculo. As massas laterais do pescoço, que possuem uma abundância de coletores e de gânglios, são drenadas em direção à evacuação retroclavicular. Gradualmente, os CF com os dedos se deslocam até os gânglios mastoideanos. 14

Tratamento da cabeça, rosto e pescoço

Drenagem geral

A DLM da face é realizada executando-se todas as manobras já vistas, região por região (com exceção da drenagem da nuca). Começam, portanto, na fossa retroclavicular, progredindo pelo músculo esternocleidomastóideo em direção aos gânglios mastóideos. 15-20

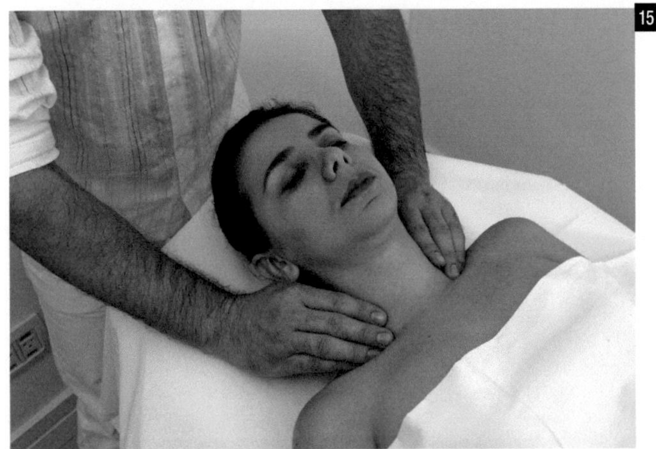
15

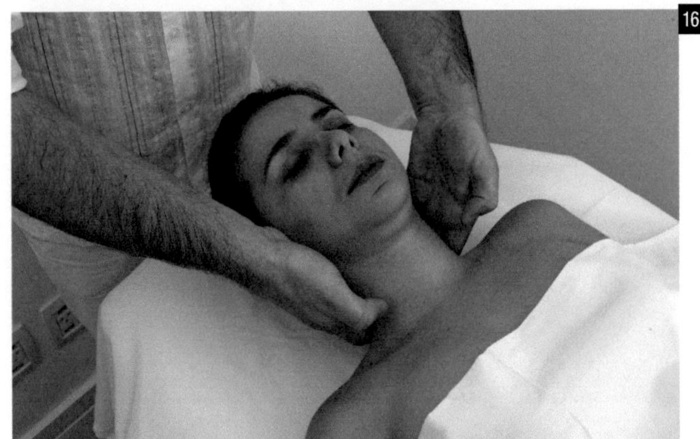
16

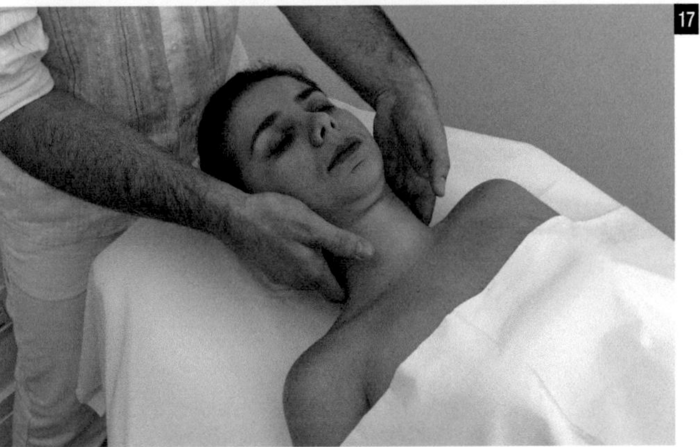
17

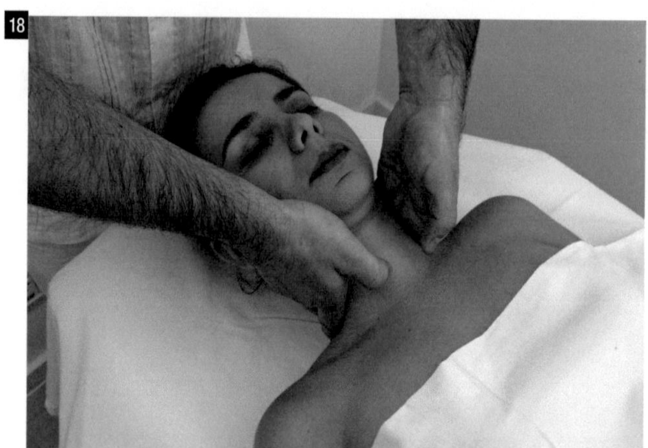
18

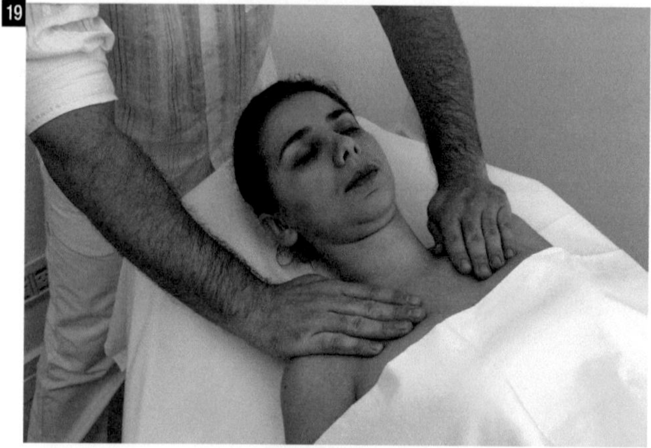
19

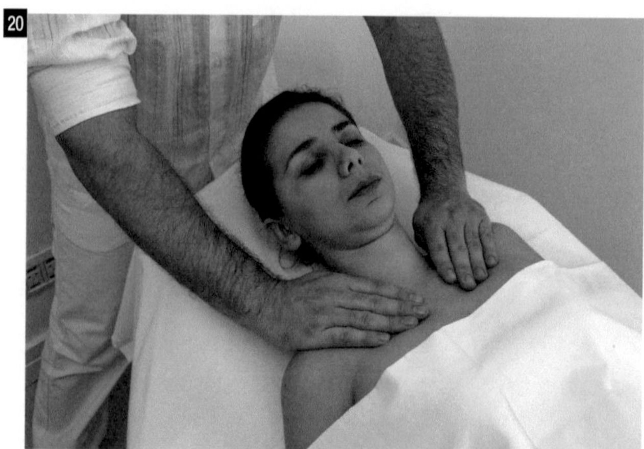
20

A drenagem do pescoço será executada de cinco a sete vezes durante uma sessão de tratamento da face.

Em seguida, a DLM da face começa pela drenagem dos gânglios submaxilares, pré-auriculares e submentonianos, situados entre os ventres dos músculos digástricos com a face palmar dos dedos orientada para o alto. 21

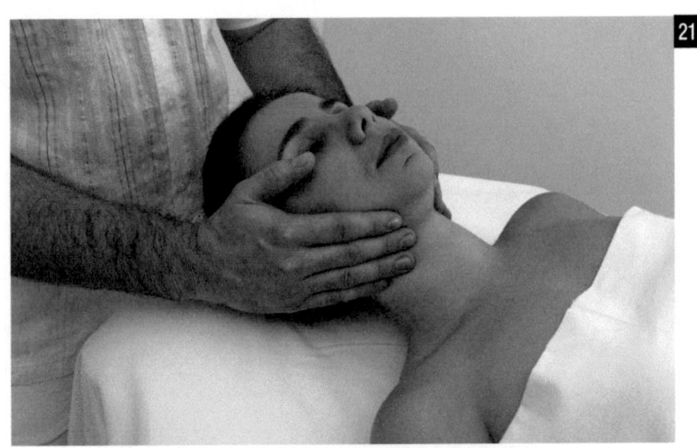

21

Os CF são suaves, com as pontas dos dedos, afastando-se das cadeias ganglionares em direção aos territórios distais mais próximos. 22

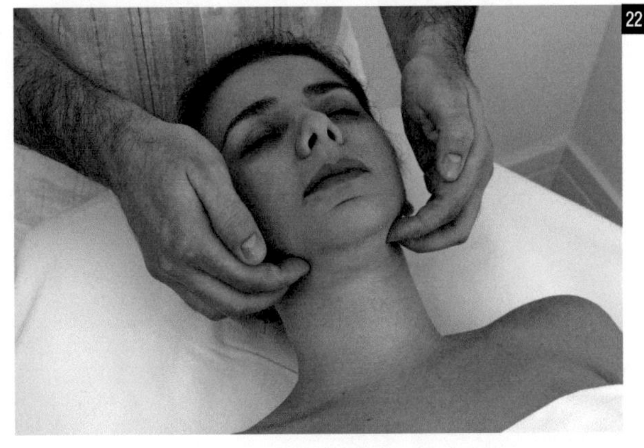

22

A drenagem do ângulo do maxilar precederá a drenagem da ponta do mento, pois os coletores dos gânglios submentonianos vêm – alguns deles – desembocar nos gânglios submaxilares 23 (ver tabela 3).

Em seguida é realizada a drenagem da cadeia ganglionar pré-auricular. A drenagem manual do pescoço, até os gânglios do perímetro cervical, é executada várias vezes consecutivas num vaivém, ou seja, os dedos se deslocam a partir da fossa retroclavicular em direção à cadeia ganglionar e voltam, por CF sucessivos, até o ponto de partida retroauricular. 24

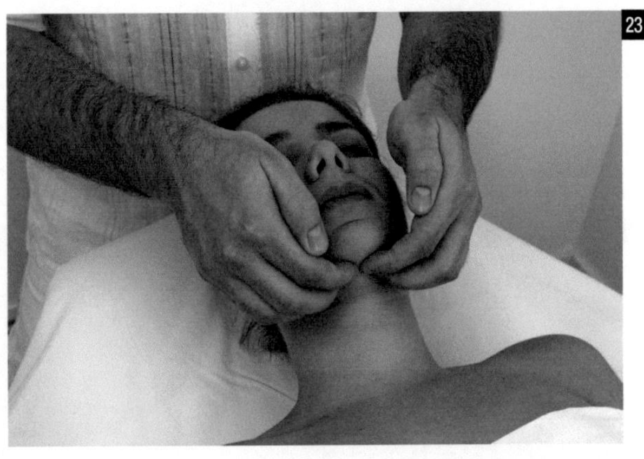

23

24
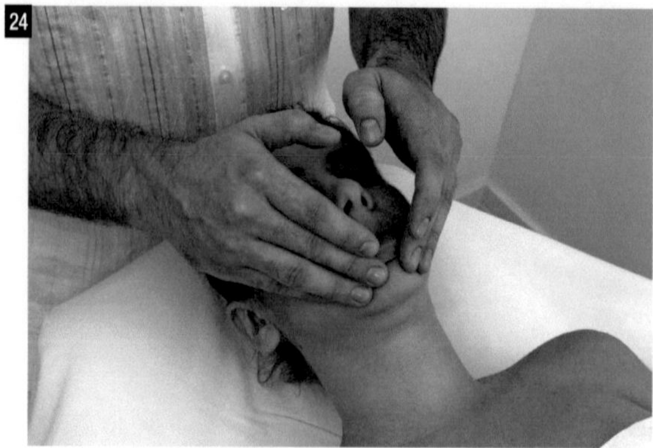

25
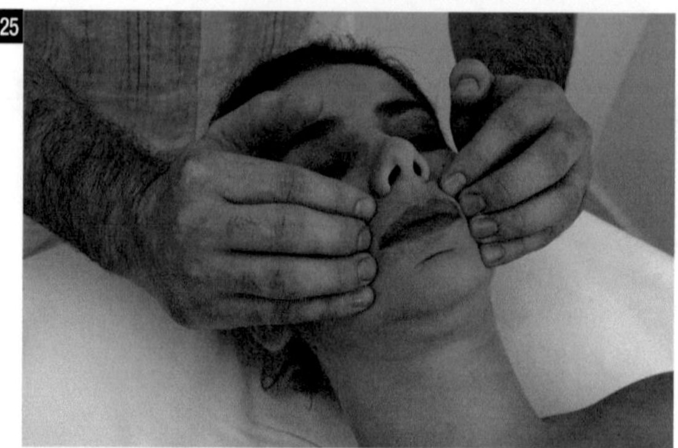

26
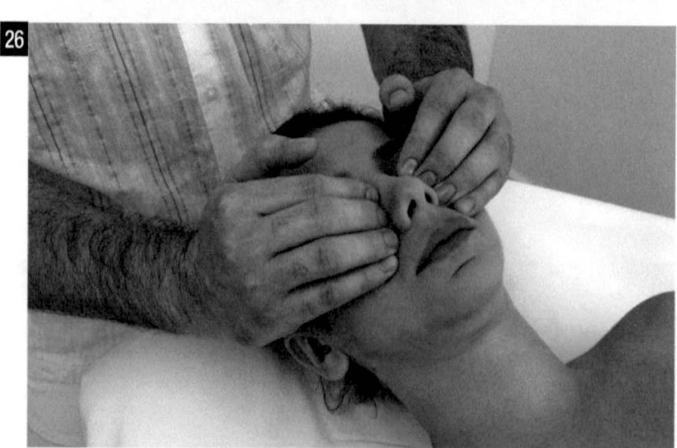

As drenagens do tegumento do ângulo maxilar, dos gânglios bucinadores e do mento precedem a drenagem dos lábios, das bochechas e das têmporas.

O profissional reproduz as mesmas manobras deslocando os dedos em sentido inverso, a partir das zonas mais distantes até as cadeias ganglionares do perímetro cervical (pré-auriculares, submaxilares e submentonianas).

Tegumento labial

A drenagem do tegumento da esfera bucal é realizada através da drenagem da ponta do mento, com a ponta do dedo indicador e do médio (CF com os dedos). As manobras drenam a linfa a partir do lábio inferior até os gânglios submentonianos e seus aferentes dos gânglios submaxilares. 25 26

Da comissura labial, os coletores se dirigem à evacuação submaxilar. Desde então, os CF com as pontas dos dedos drenam o lábio superior em direção às vias de evacuação citadas anteriormente. 27 28

27
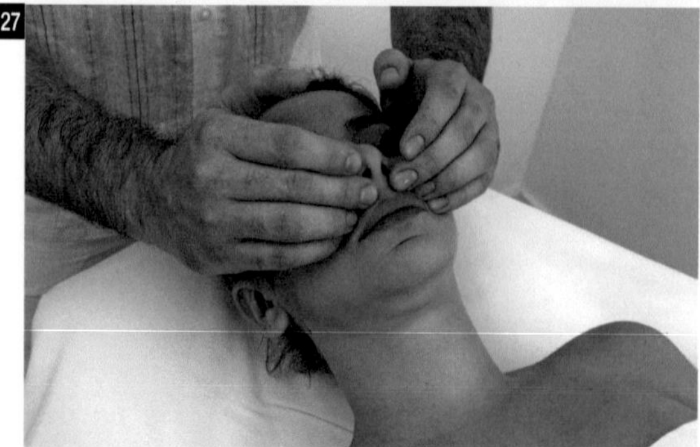

28
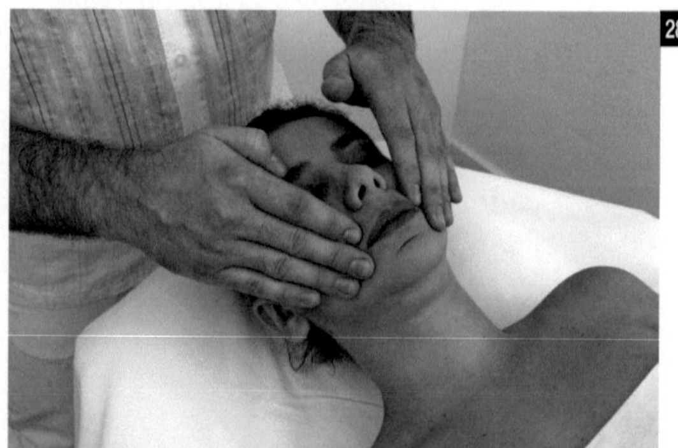

A drenagem continua com a evacuação da linfa através das vias submaxilares em direção aos coletores pré-esternocleidomastóideos e termina com as manipulações do pescoço até o terminal. 29

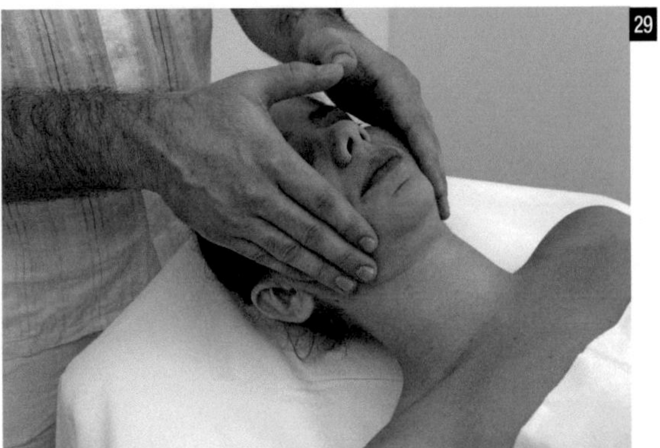
29

Bochechas, pálpebra inferior e nariz

A maioria dos coletores linfáticos da bochecha, da pálpebra inferior e do nariz desemboca nos gânglios submaxilares. Alguns, no entanto, vão à cadeia ganglionar pré-auricular. Os vasos eferentes se dirigem em seguida pela via retromaxilar aos gânglios das cadeias esternocleidomastóideas. Outros ainda passarão pelos gânglios bucinadores antes de alcançar os gânglios submaxilares.

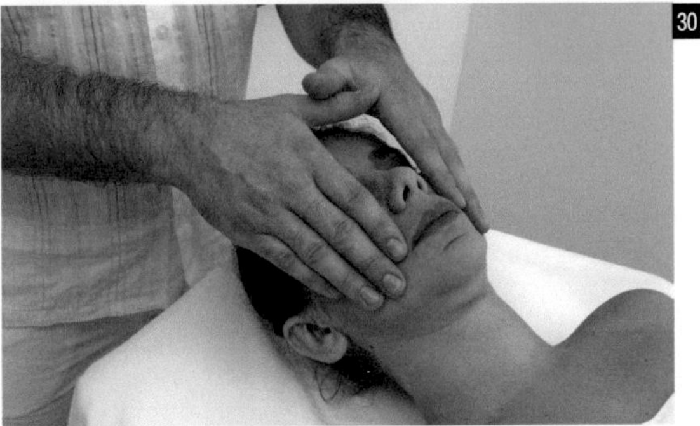
30

Existem, portanto, várias vias a serem exploradas.

Os CF com os dedos (em geral o anular, o médio e o indicador) empurram a linfa em direção aos gânglios submaxilares. 30 Os dedos

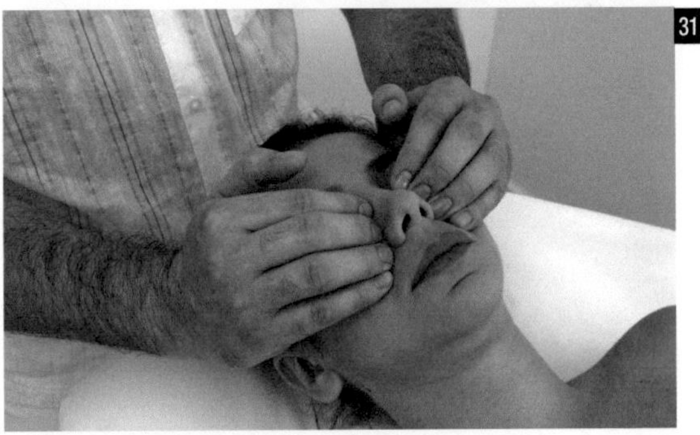
31

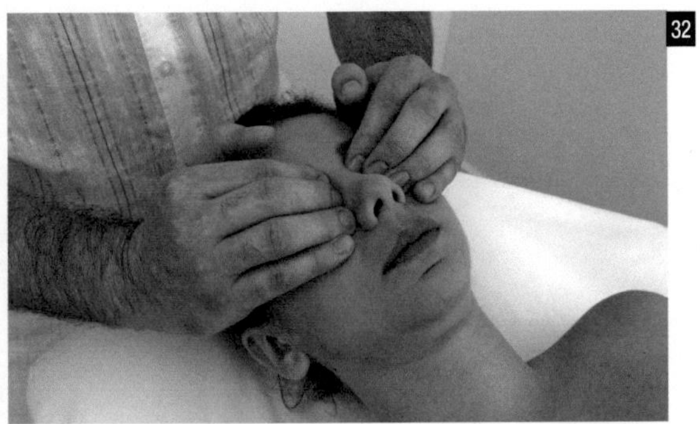
32

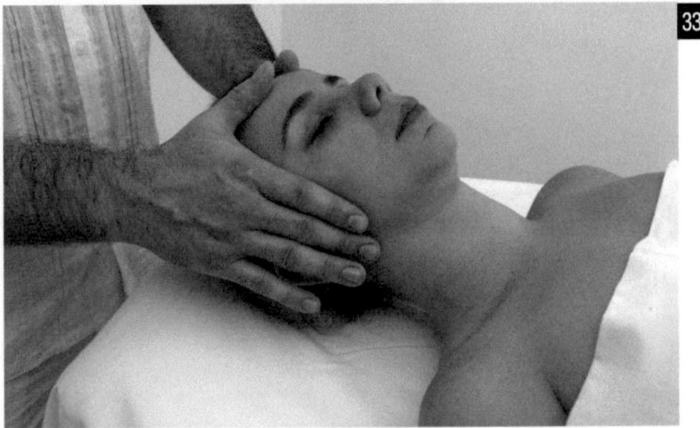
33

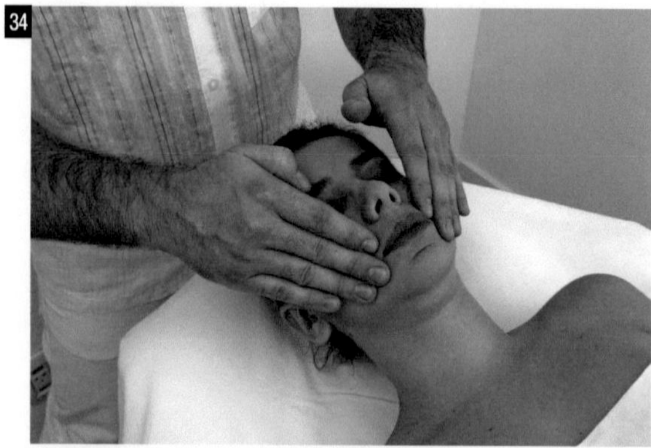
34

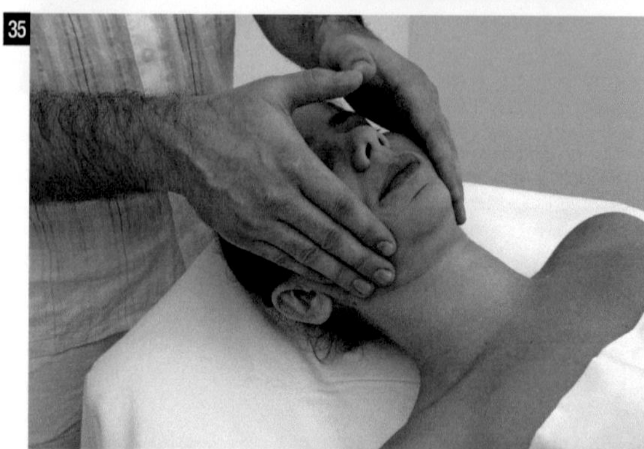
35

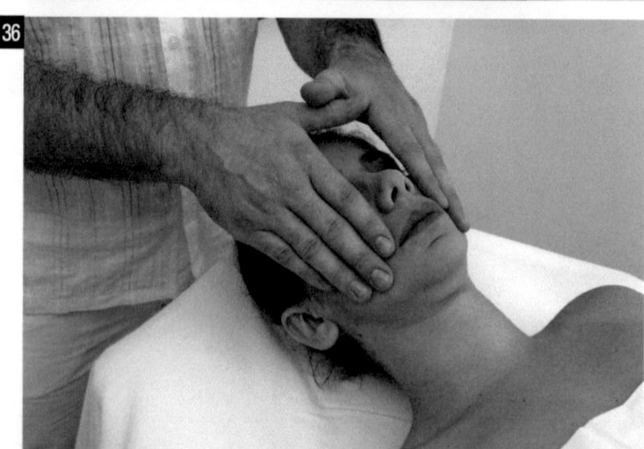
36

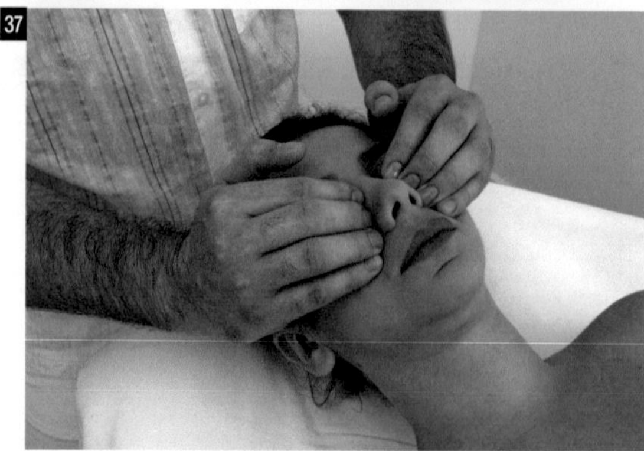
37

se deslocam gradualmente em direção à "maçã do rosto" drenando toda a zona definida pelo ângulo da mandíbula. 31 Em seguida, é realizada a drenagem dos gânglios pré-auriculares e das vias aferentes, a partir da pálpebra inferior até a maçã do rosto. 32 33

Os CF com os dedos drenam ainda os gânglios bucinadores antes de se dirigirem aos coletores das asas do nariz, onde os CF com os dedos se resumem a movimentos efetuados com dois dedos. 34 35

As manobras continuam até a raiz do nariz: os CF com os dedos são efetuados com a ponta de um ou de dois dedos. 36

A depressão situada nos confins da raiz do nariz é drenada por CF realizados com a extremidade distal do dedo médio. Durante essa manobra, o profissional deverá evitar o apoio sobre o globo ocular. 37

A pálpebra inferior é drenada em duas direções diferentes, uma em direção à cadeia ganglionar pré-auricular e a outra em direção à bochecha e aos gânglios submaxilares. 38

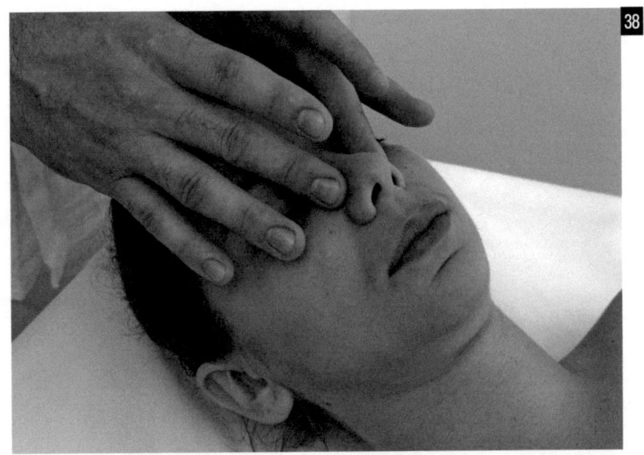

38

A drenagem das asas do nariz é executada com a falange distal dos polegares. Esse movimento pode ser realizado através de CF feitos com os polegares, da ponta em direção à raiz do nariz, e as pressões são orientadas no sentido da evacuação linfática. 39

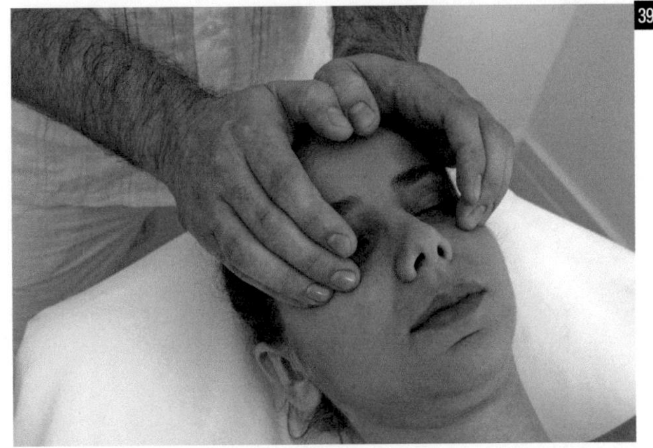

39

A drenagem da bochecha, da pálpebra inferior e do nariz termina, portanto, no nível dos gânglios submaxilares; na confluência dos coletores eferentes desses gânglios com a cadeia ganglionar esternocleidomastóidea, mais precisamente. 40

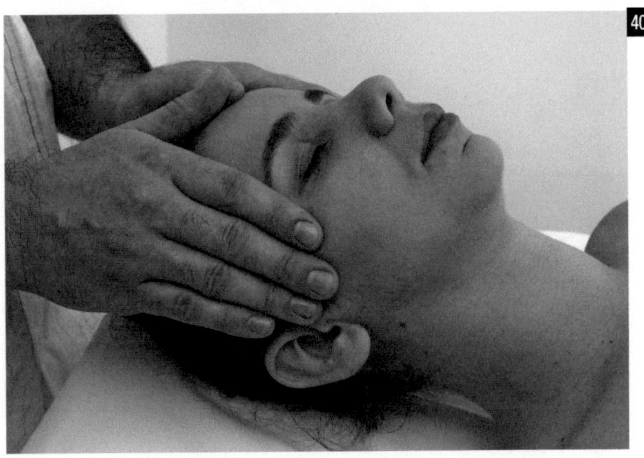

40

Fronte, supercílio e pálpebra superior

Todos os coletores linfáticos que drenam esses territórios se dirigem à cadeia pré-auricular.

Os CF com os dedos se deslocam sobre a têmpora, e posteriormente em direção à pálpebra superior e à região frontal externa. 41 Os CF com os dedos se resumem a manobras do dedo médio sobre a pálpebra superior, muito superficial, sem se chocar com o globo ocular. 42

O supercílio é drenado mediante pequenos CF feitos com as pontas dos dedos, deslocando-se a partir da extremidade lateral até a raiz do nariz e retornando, sendo as pressões orientadas em direção ao escoamento pré-auricular. 43

A drenagem da fronte é realizada através de CF com os dedos (utilizando três ou quatro dedos). As mãos se deslocam a partir das têmporas em direção à região frontal média e retornam até os gânglios pré-auriculares. 44

41

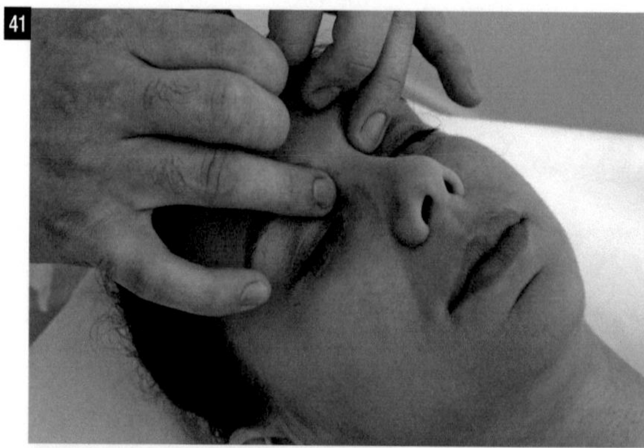

42

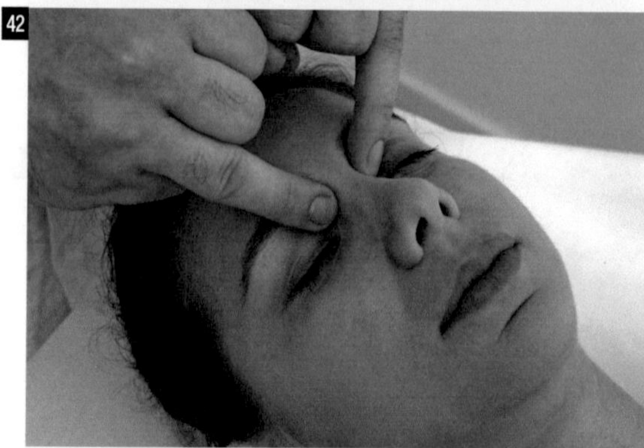

43

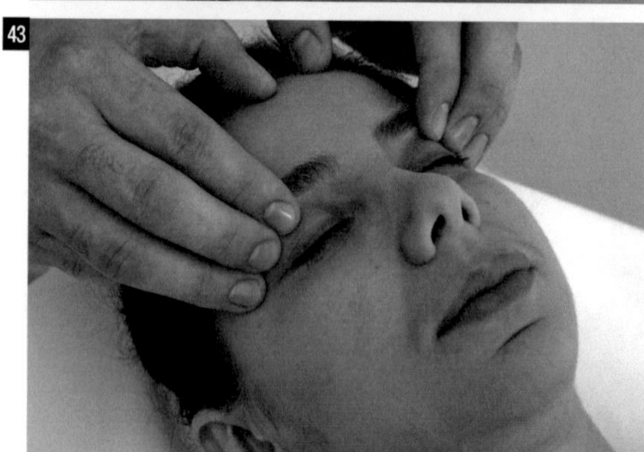

44

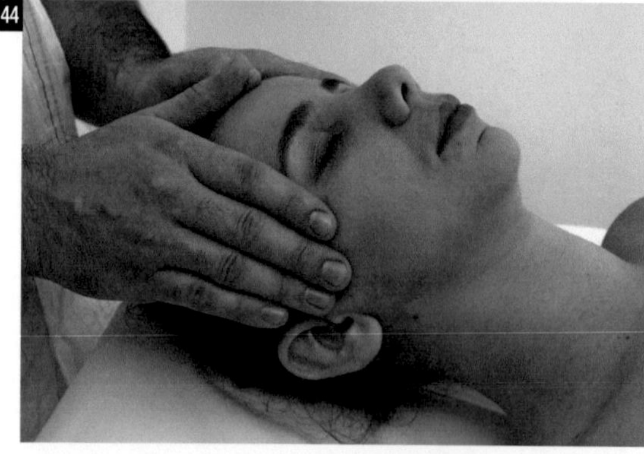

Região coronal superior e occipital

Com as duas mãos justapostas paralelamente, tomando-se contato com a maior área possível, serão realizados movimentos em giros ou CF, sem deslocar as mãos de posição, levando a linfa em direção aos coletores pré-auriculares. Em seguida, as mãos vão se afastando em direção à região occipital, levando a linfa até os coletores retroauriculares e pré-esternocleidomastóideos. Esses movimentos podem ser realizados também em formato de "mata-borrão". 45-47

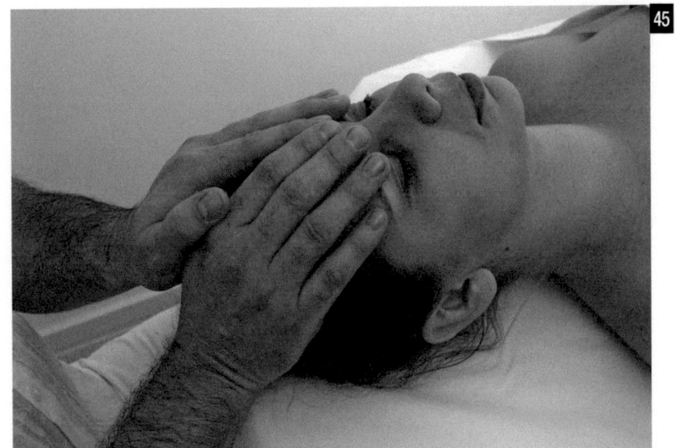
45

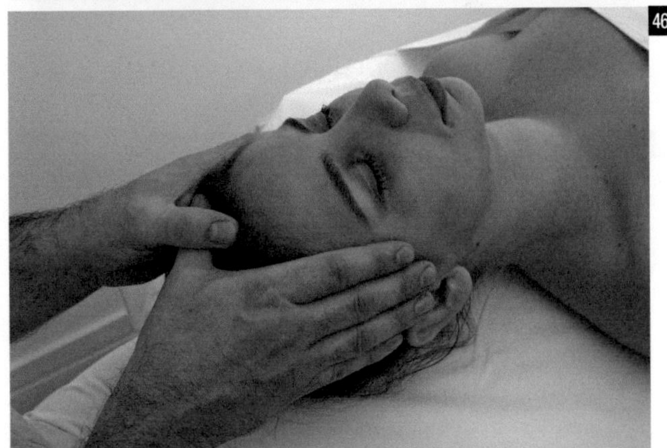
46

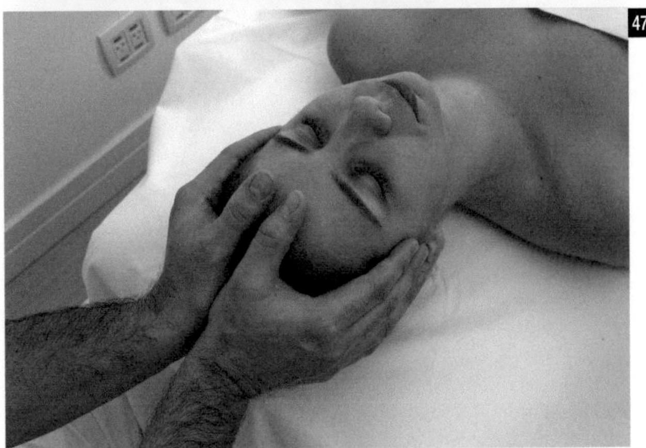
47

Finalização

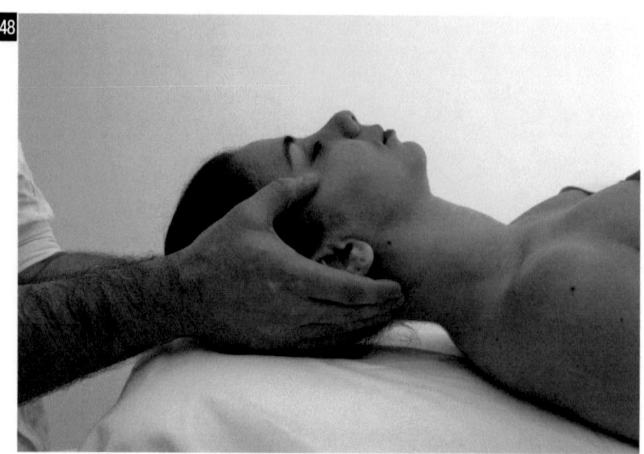
48

A drenagem termina com algumas compressões suaves partindo da região coronal, seguindo todo o trajeto linfático, até chegar à região clavicular. 48

Tratamento dos membros superiores

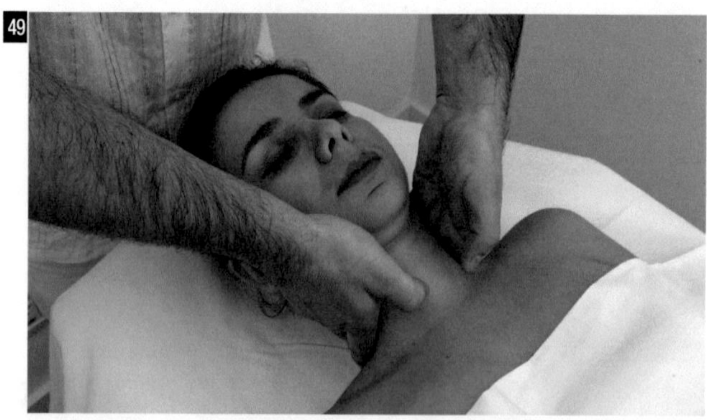
49

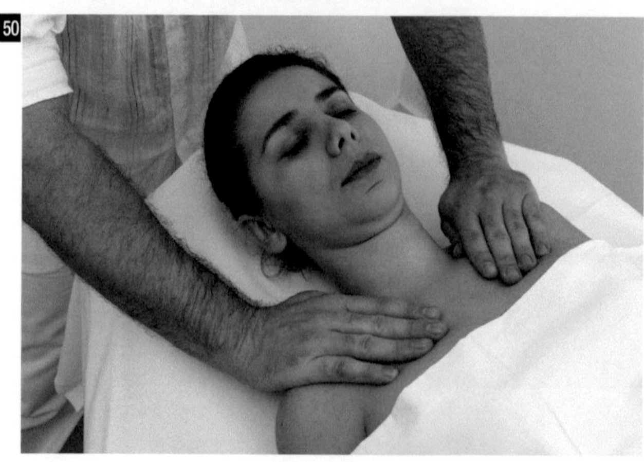
50

O paciente fica em decúbito dorsal, com o membro superior em abdução e em posição de declive. 49

A drenagem manual do membro superior deve, logicamente, ser iniciada no nível dos gânglios da pirâmide axilar.

Os movimentos iniciais restringem-se somente à cadeia ganglionar. No entanto, a proximidade da desembocadura terminal do trajeto linfático na circulação venosa permite supor que, no caso de drenagem do braço, não é inútil drenar as vias linfáticas terminais situadas no nível da fossa retroclavicular. 50

Por essa razão, inicialmente, utilizam-se os CF com os dedos, dirigindo-se a pressão para o espaço centromediastinal.

Várias séries de cinco a sete CF e suaves compressões de bombeamento ajudarão a liberar os grandes coletores linfáticos.

A drenagem propriamente dita começa nos gânglios axilares. Os dedos são colocados sobre o grupo ganglionar central. As pressões são orientadas em direção aos gânglios subclaviculares. A drenagem da via anastomótica que promove curto-circuito nos gânglios axilares é realizada por meio de movimentos do polegar, inicialmente numa manobra de bombeamentos (B) e, em seguida, suaves compressões, enquanto a outra mão drena os gânglios umerais (B + CF). As duas mãos enlaçam a raiz do braço, onde se podem utilizar os movimentos doadores (D). 51-53

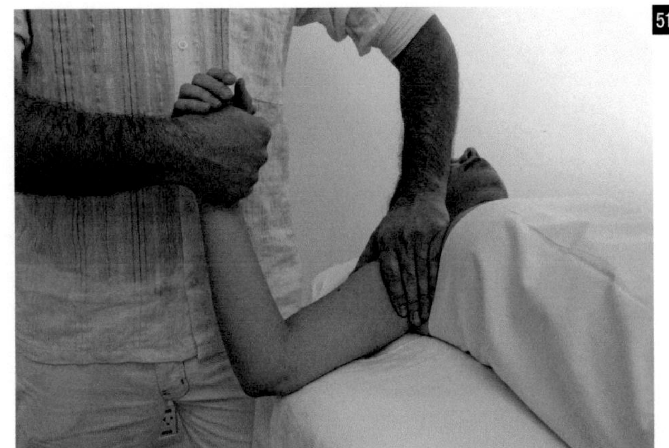
51

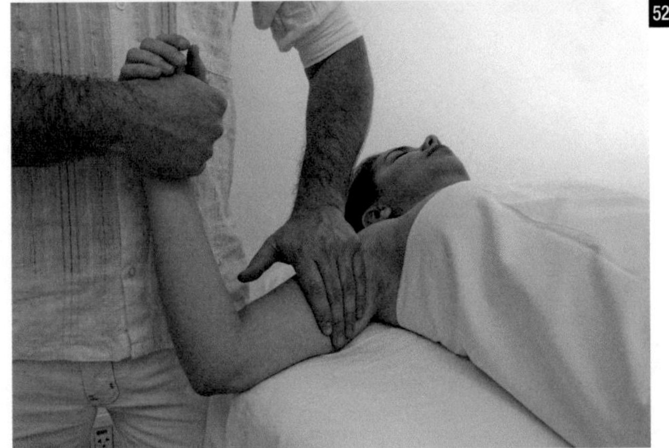
52

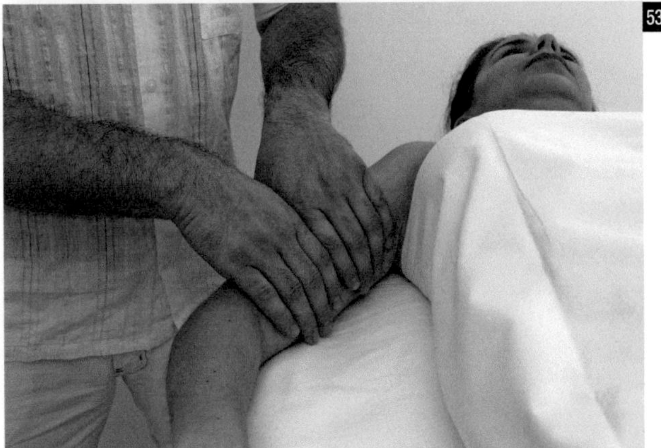
53

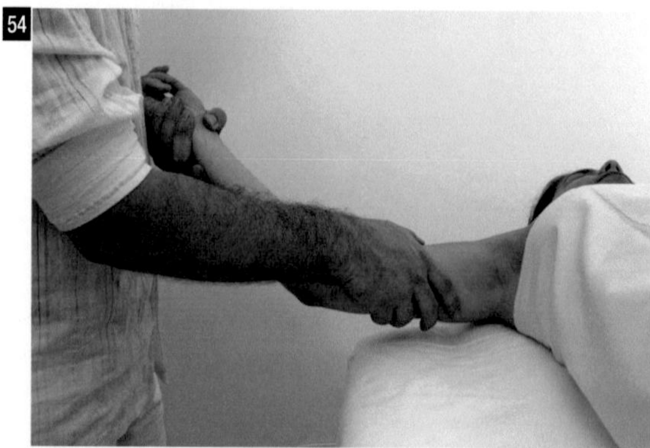

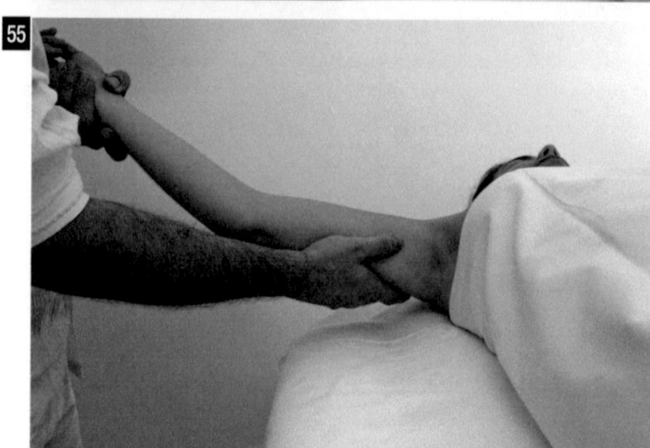

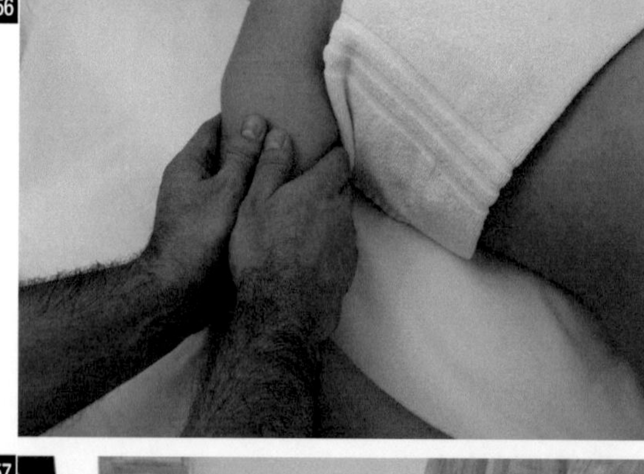

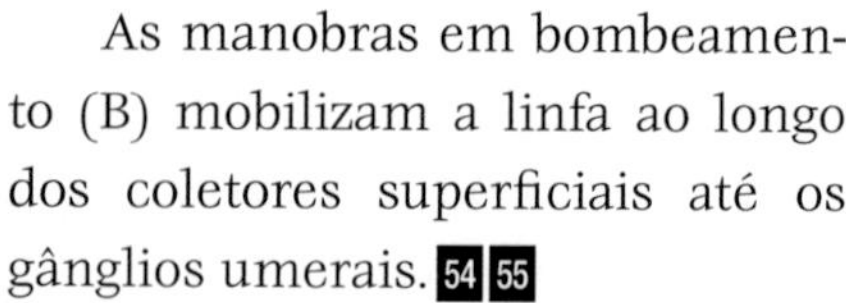

As manobras em bombeamento (B) mobilizam a linfa ao longo dos coletores superficiais até os gânglios umerais. 54 55

Os CF com os dedos das duas mãos se deslocam em direção ao cotovelo. Os polegares exercem pressões mais profundas a fim de atuar sobre os coletores profundos da veia umeral. 56

A drenagem dos gânglios supraepitrocleares, com as pontas dos dedos, envia a linfa em duas direções, uma superficial, até os gânglios umerais, e outra profunda, até os coletores umerais profundos. 57 58

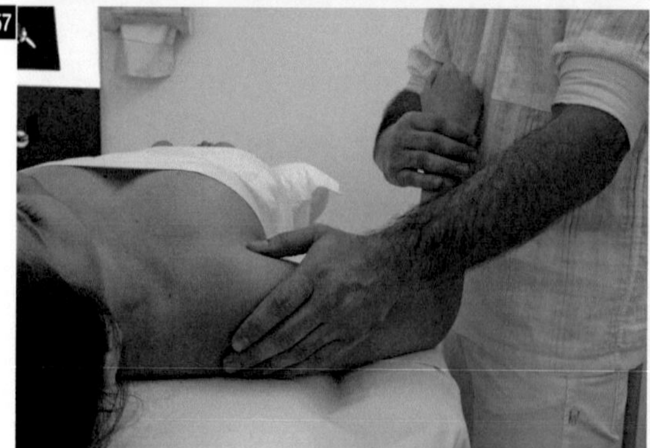

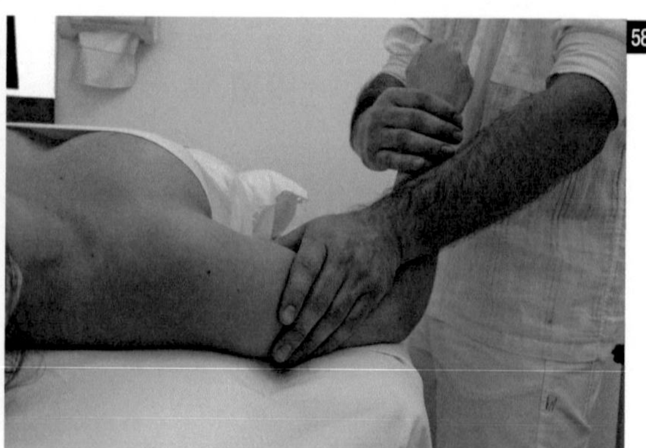

As mãos progridem por meio de manobras combinadas (B + CF). As pressões são orientadas, por um lado, em direção à cadeia ganglionar supraepitroclear e, de outro, aos coletores profundos. 59

A face externa do cotovelo e do antebraço é drenada em direção à face externa do braço e à prega do cotovelo. 60

No punho, as manobras combinadas se limitam a movimentos com as pontas dos dedos e dos polegares ao longo dos coletores radiais e ulnares anteriores e posteriores. 61

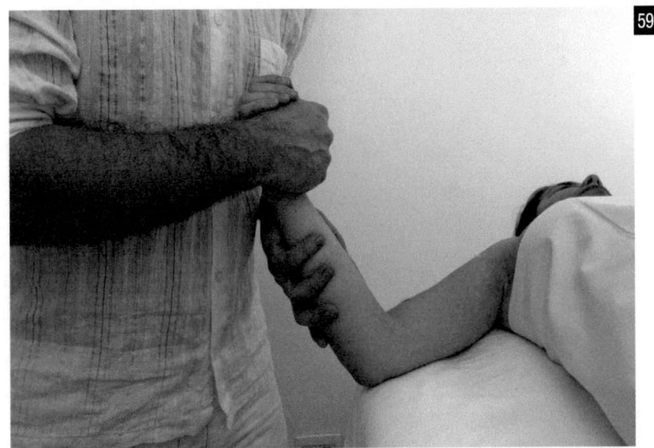
59

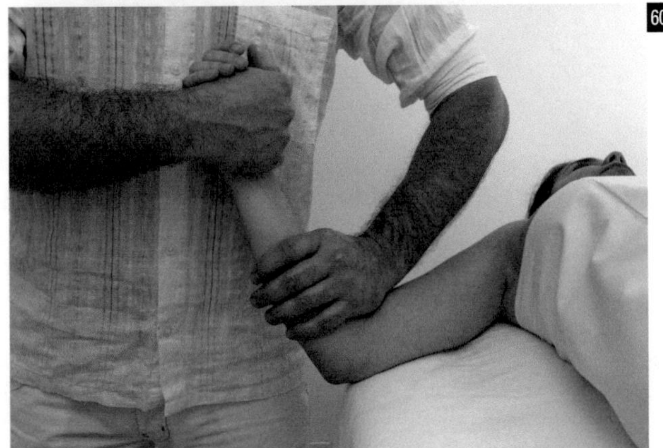
60

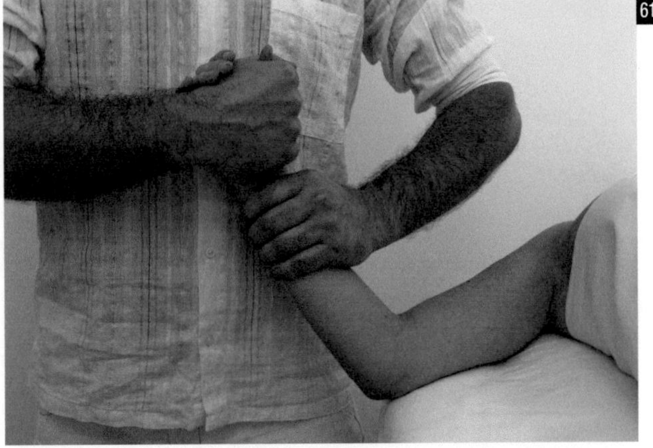
61

62

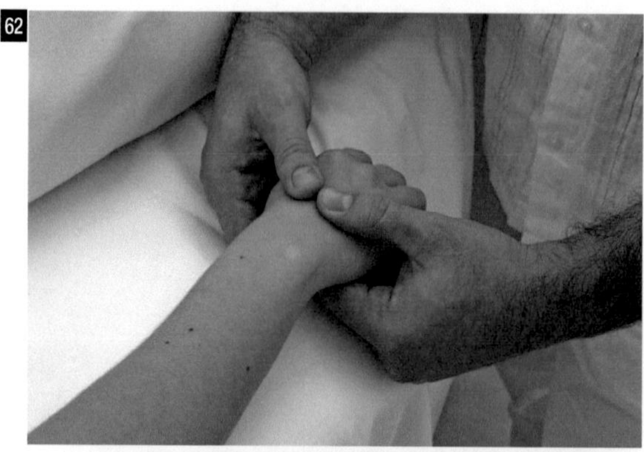

A drenagem da mão começa nas eminências tenar e hipotenar, por meio de CF com os polegares, com a pressão levando a linfa às evacuações radiais e ulnares.

A palma da mão é drenada por meio de CF com os polegares até as articulações metacarpofalangianas. 62 63

63

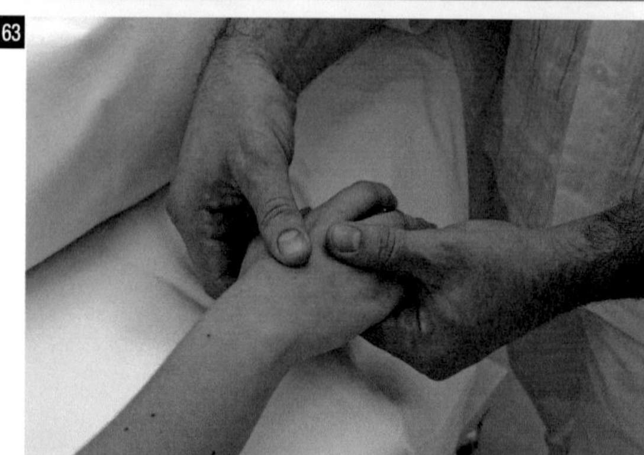

Os dedos são drenados por meio de CF com as pontas dos dedos e do polegar ao longo das massas laterais. 64

A drenagem é finalmente terminada com movimentos combinados (B + CF) partindo das mãos até a raiz do braço. 65-67

64

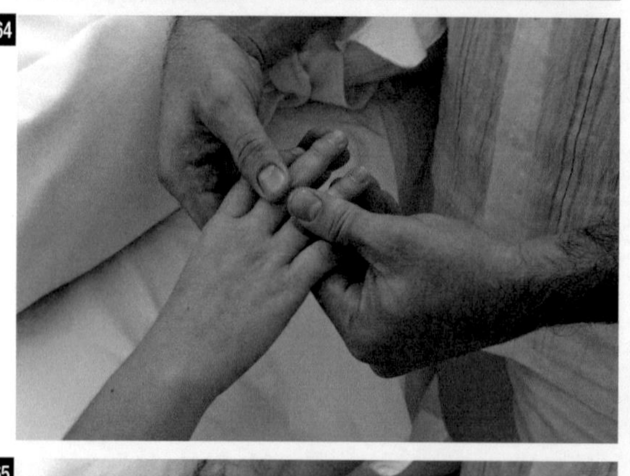

66

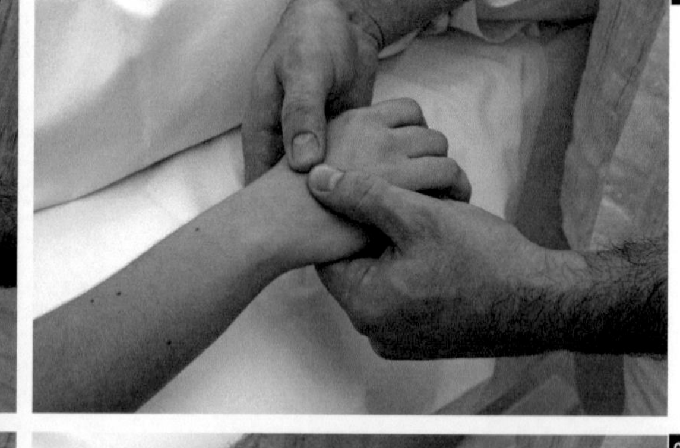

65

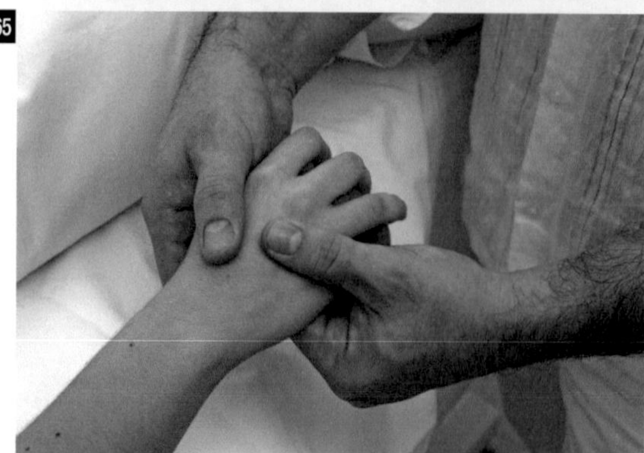

67

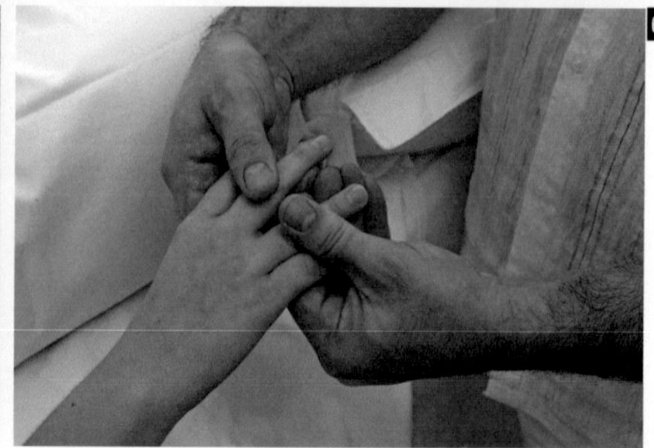

Tratamento dos membros inferiores – dorsal

O paciente fica em decúbito dorsal, com o membro inferior discretamente elevado. Nenhum relevo duro deve impedir a circulação de retorno. 68

A DLM do membro inferior é iniciada pela drenagem dos gânglios inguinais. 69

Uma ou ambas as mãos pousadas em contato com a pele, inicialmente na altura dos gânglios superiores, realizam CF e pequenas compressões empurrando a linfa em direção às cadeias ilíacas profundas. Após algumas manobras lentas e suaves repetidas várias vezes no local, os mesmos movimentos são efetuados na altura dos grupos ganglionares inferiores. 70

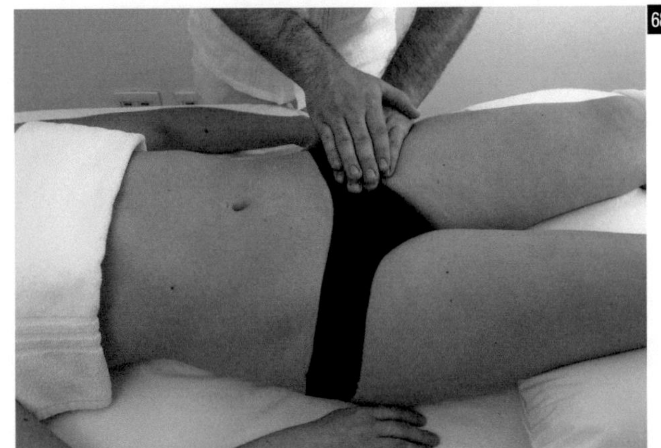
68

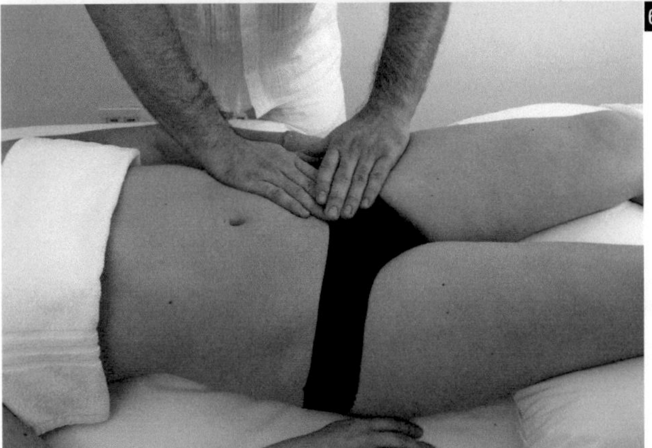
69

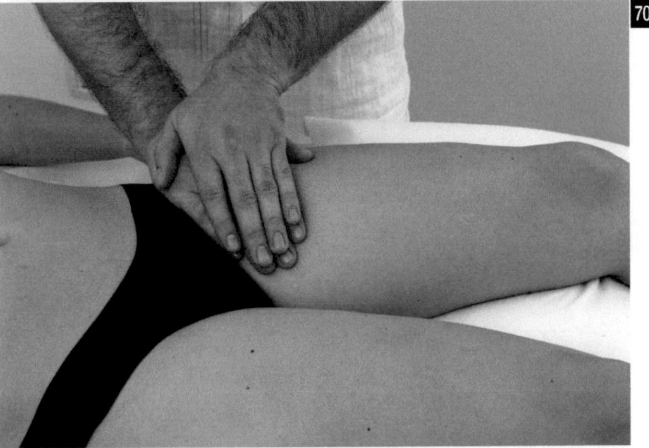
70

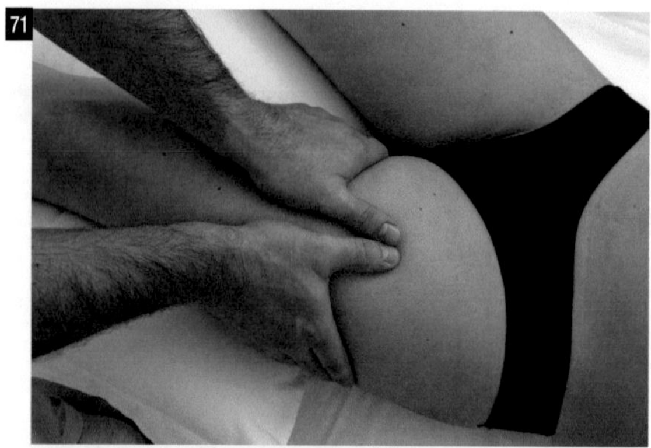
71

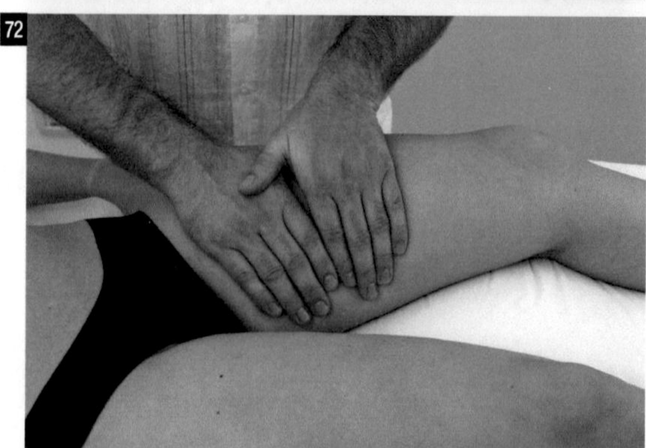
72

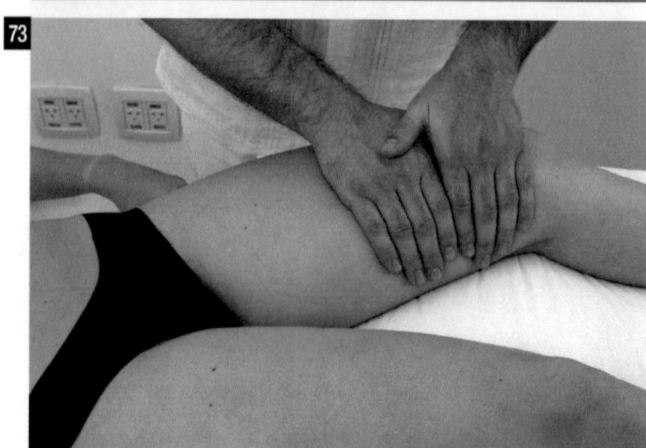
73

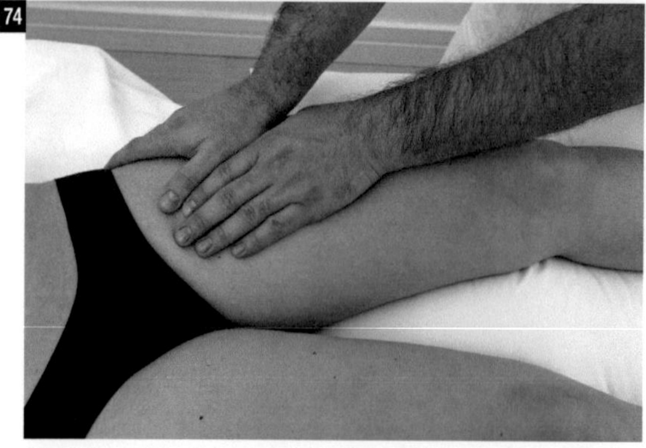
74

Em seguida, as mãos enlaçam a raiz da coxa para realizar as manobras de bombeamento (B) ou combinadas (B + CF). As pressões conduzem a linfa em direção aos grupos ganglionares correspondentes. 71

A pressão transversal do início das manobras se torna oblíqua para cima à medida que as mãos são deslocadas em direção ao joelho. 72 73

A face anterointerna da coxa é drenada pelos coletores superficiais orientados segundo o trajeto da veia safena interna.

A via mais importante é representada pelos coletores satélites da safena interna. Constata-se, por linfografias dos membros inferiores, que esses coletores aumentam em quantidade a partir da face dorsal do pé até a raiz da coxa. Um único coletor é injetado no nível do pé e observam-se de três a quatro na face interna do joelho. Eles serão uma dúzia no grupo ganglionar inferior do triângulo de Scarpa. É de suma importância que essa via seja explorada pelo profissional de modo exaustivo, pois é justamente ela que leva a linfa de todo o membro inferior. 74

As pressões que se escalonam ao longo da coxa tendem a levar a linfa em direção a essa via principal. A partir daí elas são transversais à raiz da coxa e, em seguida, tornam-se cada vez mais oblíquas, descendo em direção à extremidade distal da coxa. 75-79

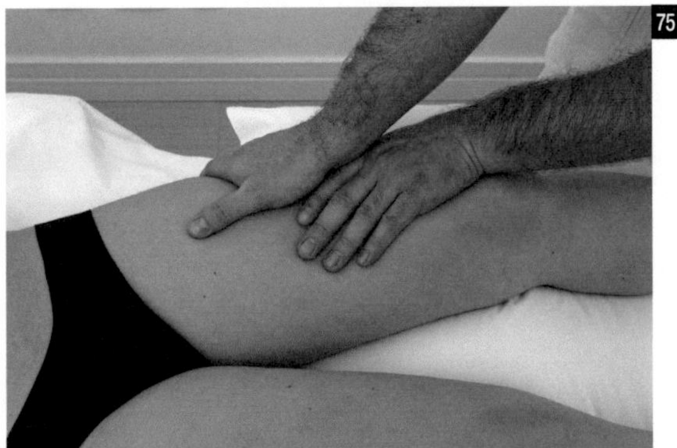
75

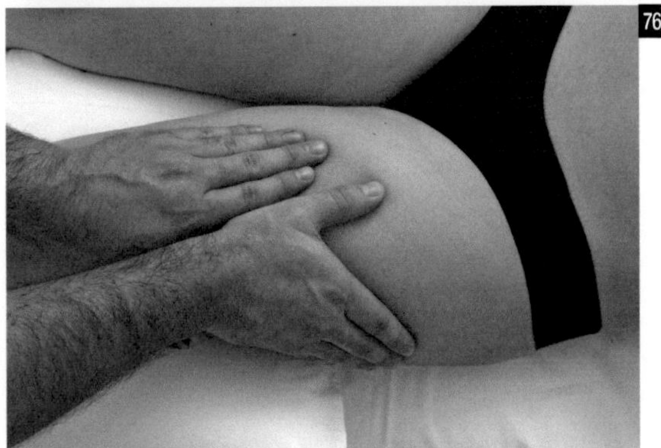
76

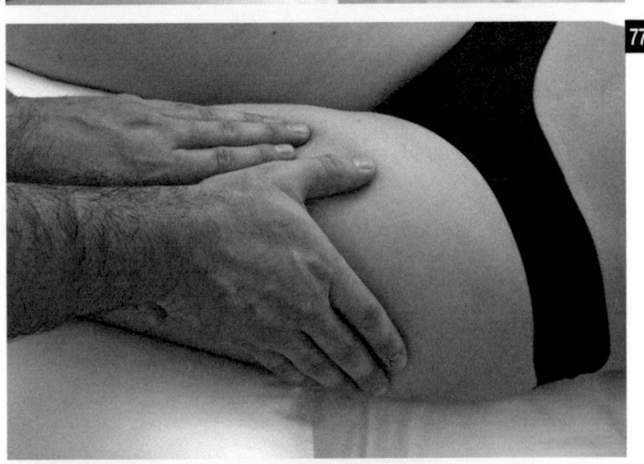
77

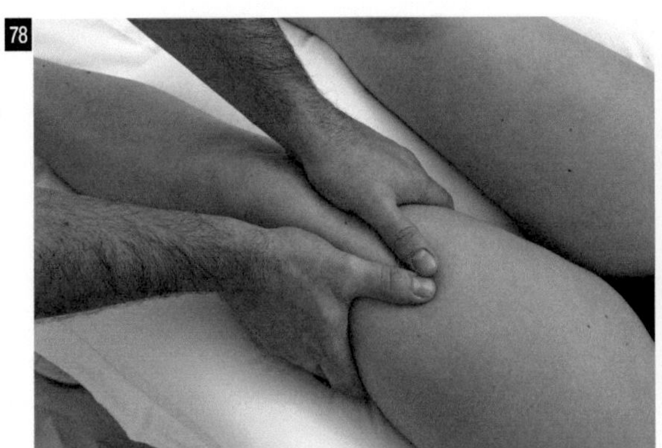
78

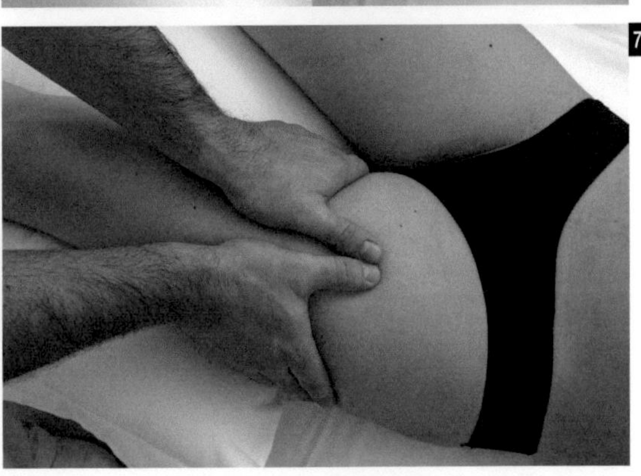
79

80
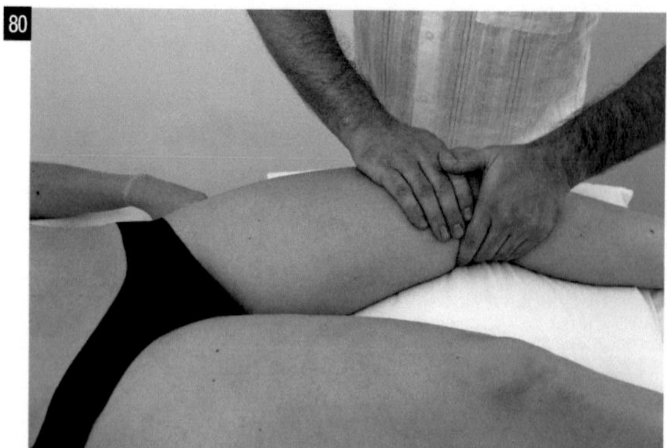

81
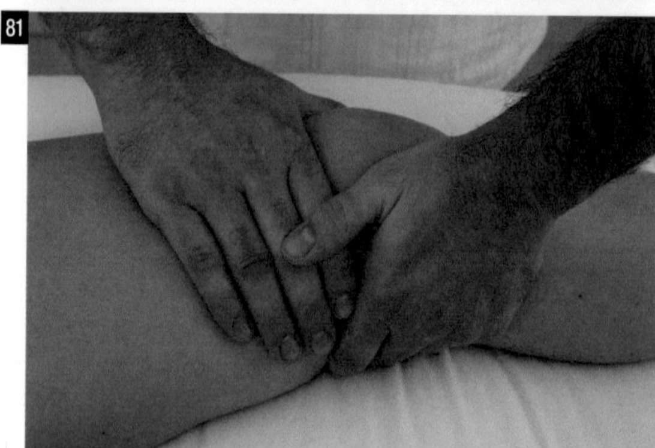

A drenagem da inserção patelar do músculo quadríceps é realizada por manobras combinadas (B + CF): as pressões são orientadas em direção à face anterointerna da coxa. 80 81

Para tratar a face posterior da coxa, será necessário pedir ao paciente para se colocar em decúbito ventral. No entanto, como a maior parte da linfa da perna sobe pela face anterior da coxa, se trabalharmos insistentemente essa região, em muitos casos não será necessário pedir para que o paciente adote tal posição. 82-84

82
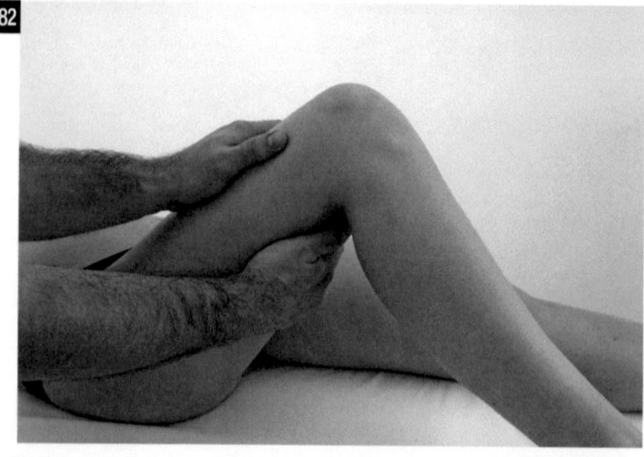

83
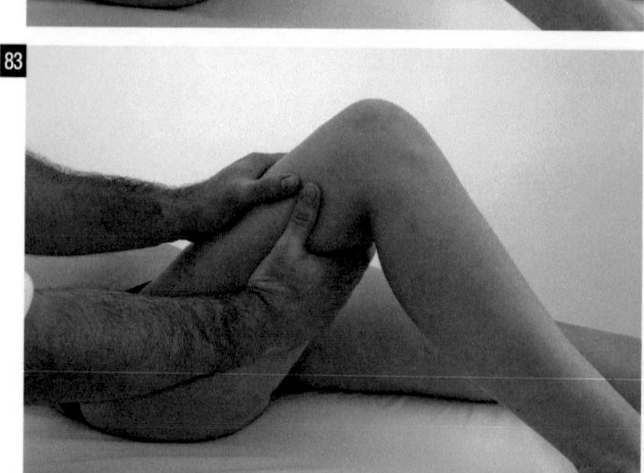

84
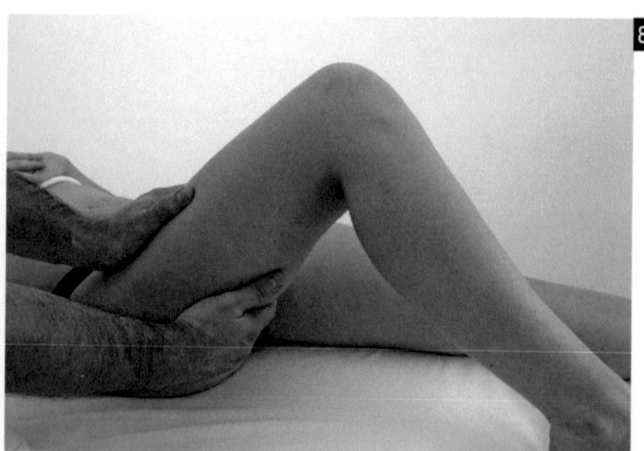

Pernas

A face externa do joelho é drenada por CF com os dedos em direção à face anterior e interna da coxa, onde as vias de evacuação caminham conjuntamente em direção aos gânglios inguinais inferiores. A porção proximal da perna é drenada através de bombeamentos (B) com os dedos diretamente, em profundidade e direcionados para os gânglios poplíteos, ou indiretamente, pela via anastomótica em direção aos coletores da veia safena interna. 85-87

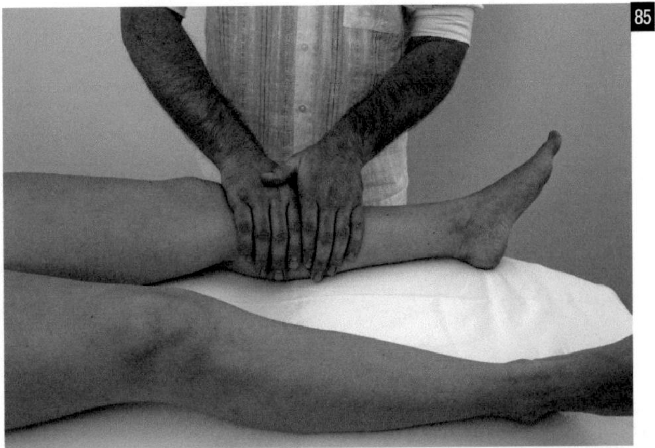

85

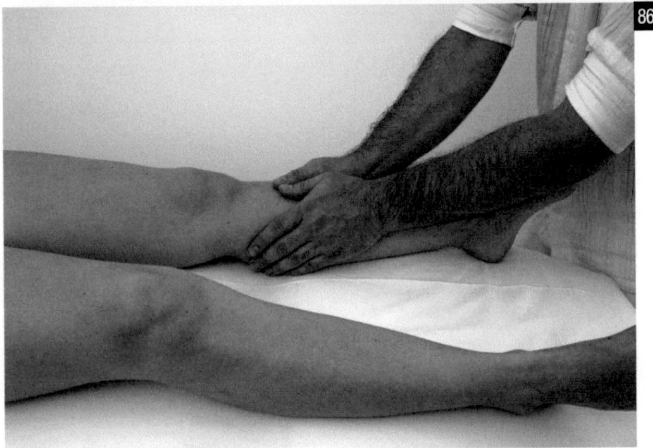

86

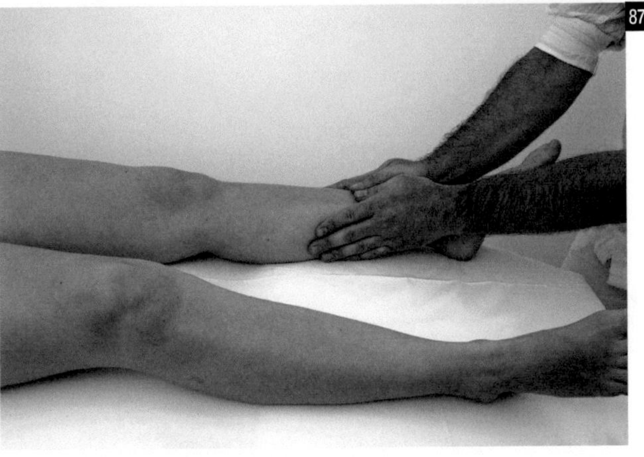

87

88

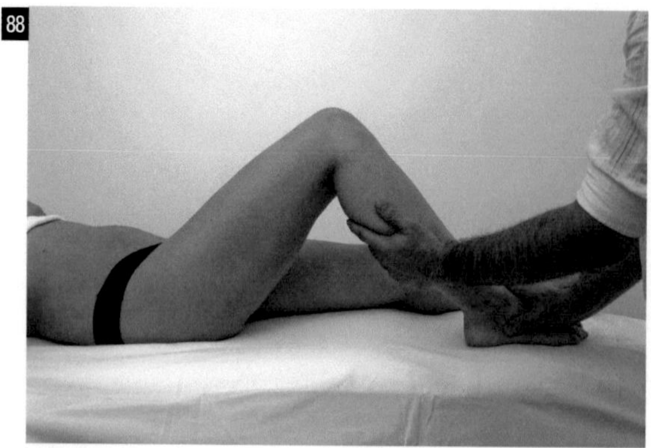

89

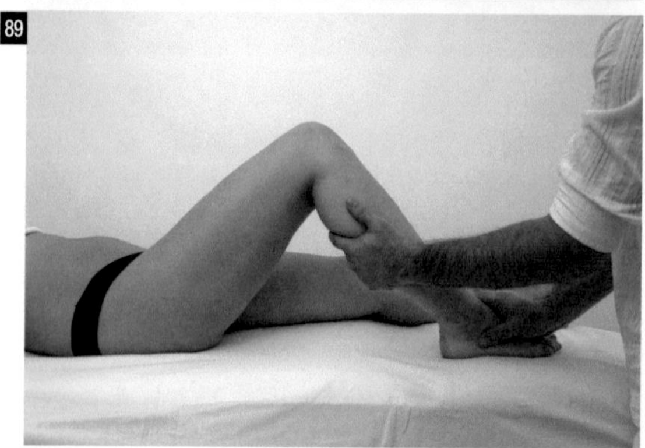

90

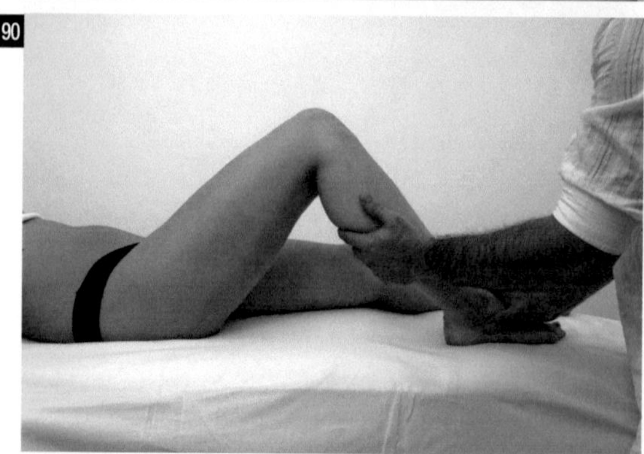

91

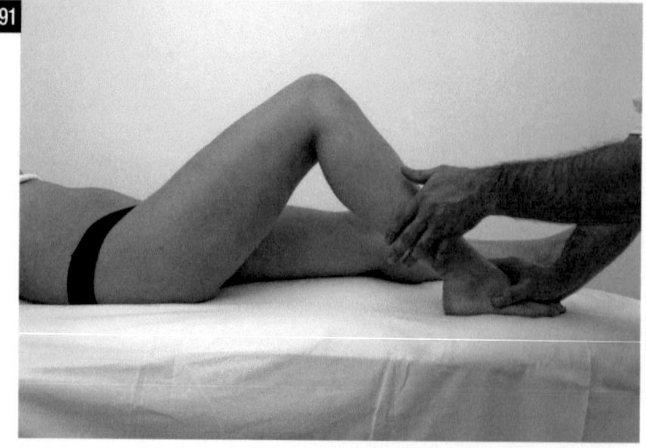

A perna deve estar fletida (joelhos flexionados) e é, em seguida, drenada com duas mãos, uma com os movimentos doadores (D) na face posterior e a outra mão com bombeamentos (B) sobre a face anterior, iniciando os movimentos desde o tendão de Aquiles até a fossa poplítea. 88

Com o paciente nessa mesma posição, é possível realizar algumas manobras na face posterior da coxa (B, CF) potencializando o trabalho já efetuado na face anterior e evitando que o paciente tenha que virar em decúbito ventral. 89

O tornozelo é drenado pelas vias pré e retromaleolares. 90 91

Os dedos, em contato com a pele pelas suas falanges distais de cada lado do tendão de Aquiles, empurram a linfa ao longo do tendão em direção à perna. 92 Os polegares são colocados sobre a face dorsal do tornozelo. Eles empurram a linfa em direção aos coletores dorsais. A magnitude do ângulo polegar-dedos diminui: o contato dos dedos se divide sobre todas as falanges e as falanges distais são colocadas sobre as massas laterais da planta do pé. 93

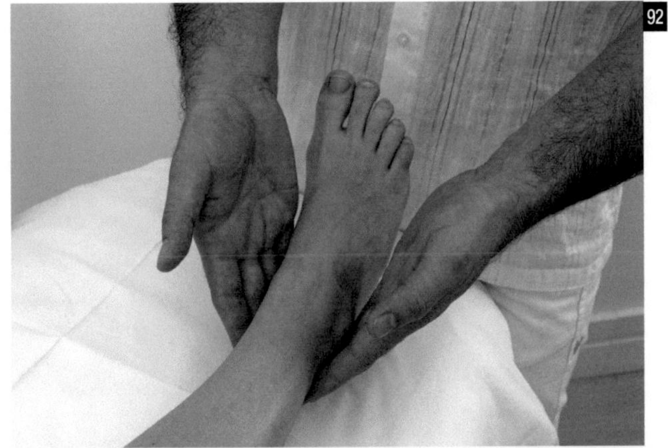
92

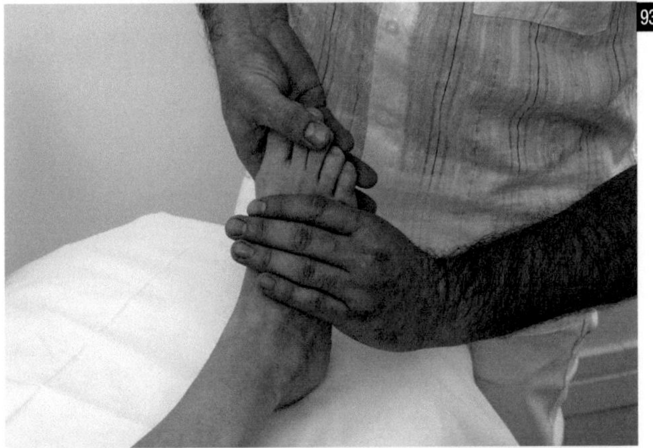
93

Os CF com os polegares (os polegares se cruzam paralelamente) são interrompidos na altura das articulações metatarsofalangeanas. Os artelhos são drenados da mesma maneira que os dedos. As manobras são executadas a partir da raiz da coxa até os artelhos, sendo finalizadas com bombeamentos partindo dos artelhos e voltando em direção à raiz da coxa. 94

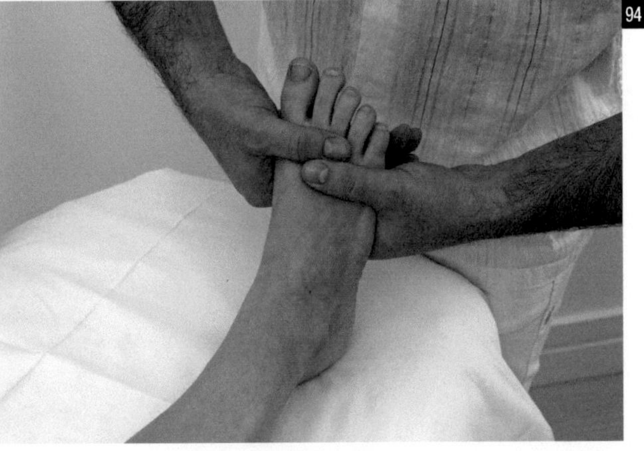
94

Antes de finalizar com os bombeamentos, vale um reforço das manipulações com algumas manobras antiedema (Asdonk).

Tratamento da parede anterior do tórax e das mamas

95
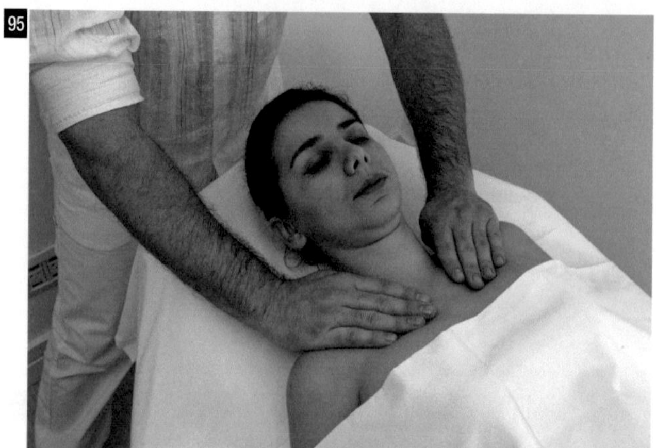

96
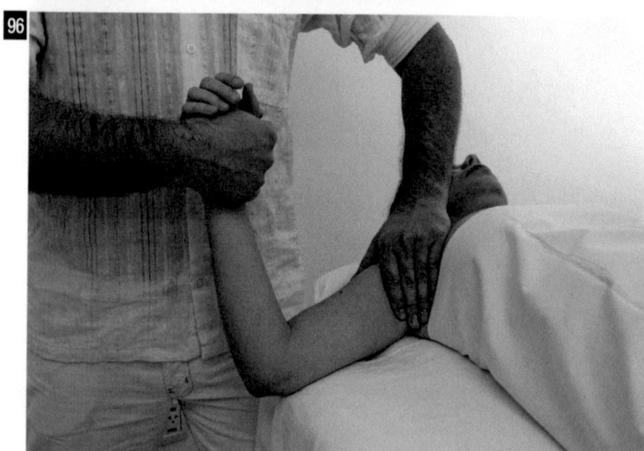

97
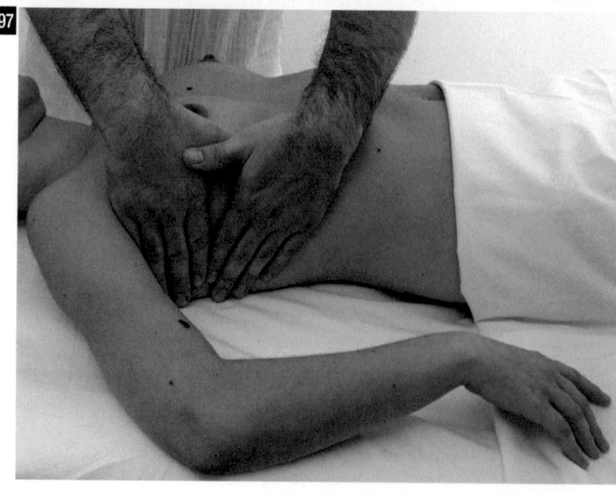

O paciente fica em decúbito dorsal, com os braços em leve abdução.

A DLM da parede anterior do tórax e das mamas começa com a drenagem dos troncos linfáticos, que desembocam na circulação sanguínea no nível do ângulo venoso. 95

Em seguida, é realizada a drenagem dos gânglios axilares. Os dedos penetram suavemente na fossa axilar. Os CF com os dedos propulsionam a linfa a partir do grupo central profundo até o grupo subclávio, inacessível aos dedos. O grupo ganglionar umeral não recebe linfa dessas regiões. 96

As mãos se deslocam em direção aos gânglios mamários externos e a linfa é empurrada dos gânglios mamários para os gânglios centrais. O profissional drena igualmente os gânglios subescapulares, que, através de inúmeras conexões interganglionares, recebem também a linfa da parede anterior do tórax. 97

Assim que é terminada a drenagem no nível dos gânglios axilares, as mãos se deslocam em direção às regiões mais próximas dessas cadeias, ou seja, em direção à mama ou à base da parede do tórax com os movimentos de giro (G). 98 A mama é drenada por dois coletores importantes que despejam o seu conteúdo nos gânglios mamários externos e centrais. 99 Todo o trabalho será baseado em movimentos alternados das mãos através de giros (G) e círculos fixos (CF). 100 101

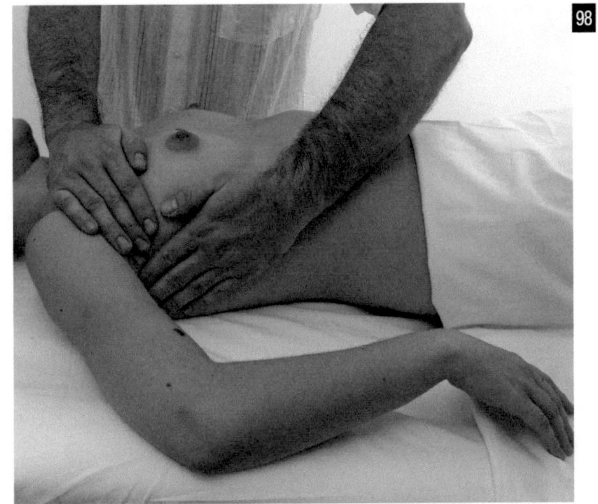
98

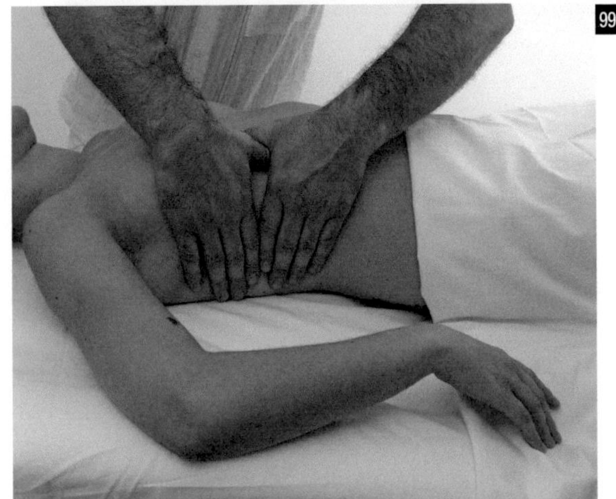
99

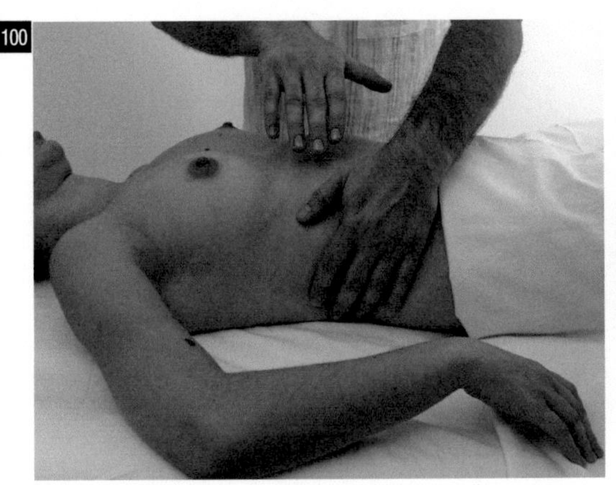
100

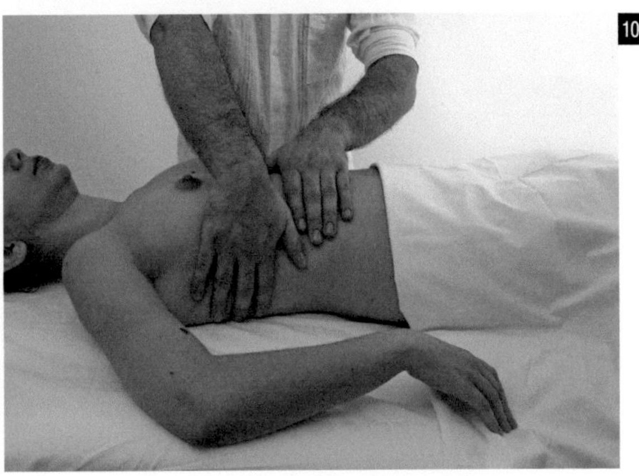
101

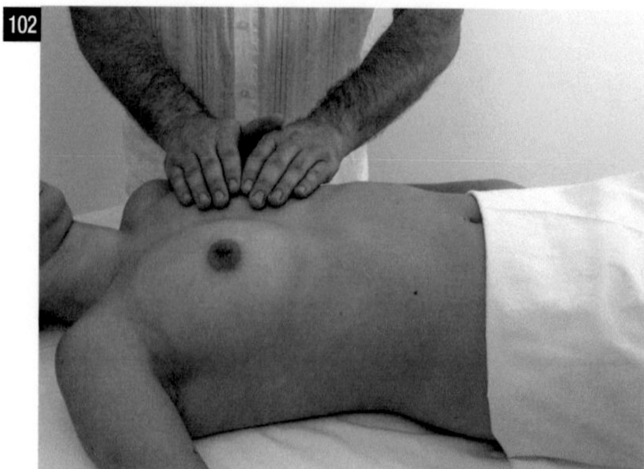
102

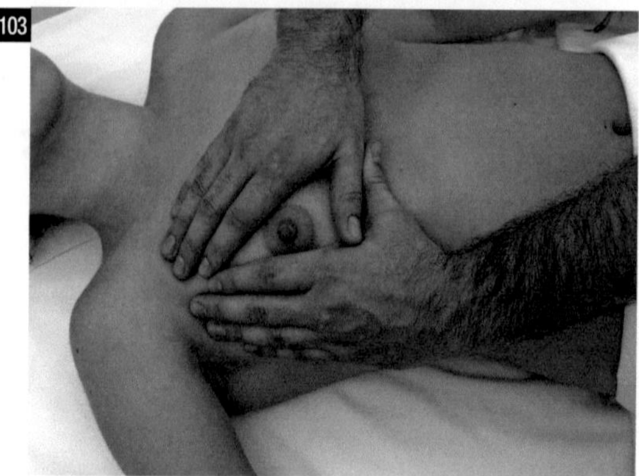
103

Os polegares ou as falanges distais dos dedos (com as mãos se adaptando ao relevo da mama) descrevem CF concêntricos a partir das cadeias ganglionares em direção à auréola, enviando a linfa para a axila. 102

Uma via de evacuação interna leva a linfa diretamente aos gânglios subclávios sem passar pelas cadeias axilares. Então, os polegares ou as falanges distais, mediante a mesma técnica, utilizam essa via interna a partir da borda clavicular até a aréola. A porção infra-areolar da mama é drenada em direção aos gânglios mamários externos. 103

A parede anterior do tórax é drenada, em grande parte, em direção aos gânglios mamários externos inferiores. 104

Em seguida, as manobras (G) e (B + CF) são executadas na vizinhança imediata dos gânglios. O empurre é realizado gradualmente. As mãos se deslocam em direção à base da parede do tórax para o abdome. 105

A parede abdominal é drenada segundo duas direções globais que devem ser levadas em conta. A região supraumbilical é drenada em direção à fossa axilar, ao passo que a região infra e periumbilical é drenada em direção aos gânglios inguinais homolaterais. 106 107

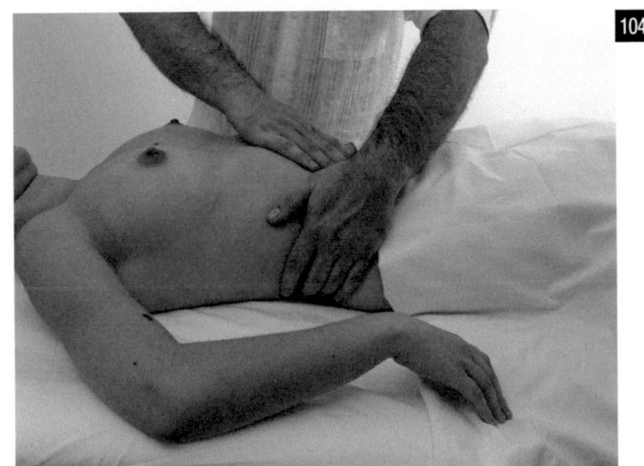

104

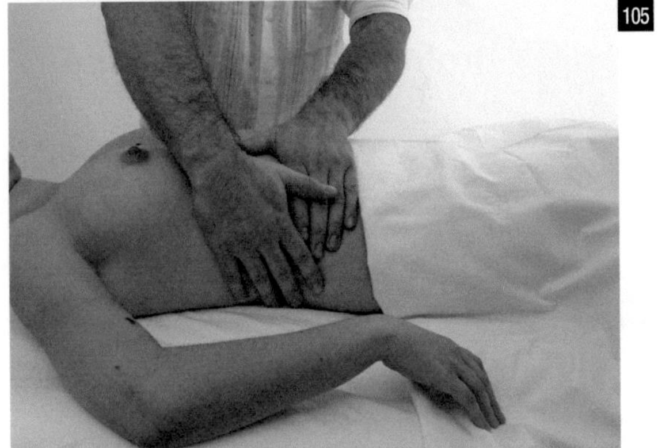

105

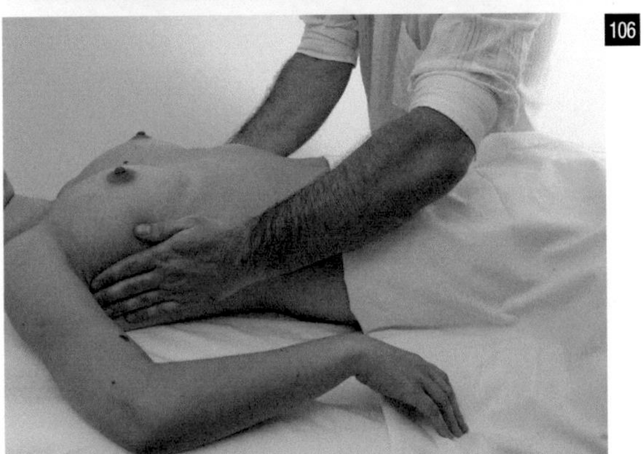

106

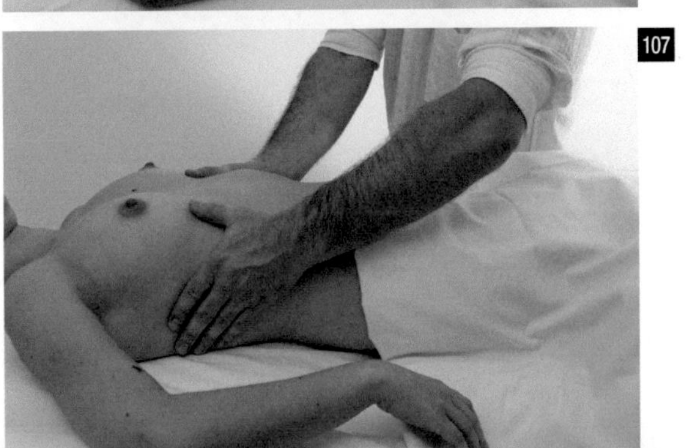

107

A parede anterior do tórax é drenada pela via homolateral, ou seja, existem capilares localizados na região médio-torácica que recolhem a linfa e a evacuam em direção diametralmente oposta. De fato, poucos vasos atravessam essa região. As manobras que eram limitadas aos CF com os dedos, próximos dos gânglios, se tornam rapidamente manobras combinadas (B + CF) e (G) quando a superfície a ser tratada é mais extensa.

A drenagem da parede anterior do tórax termina com a execução das mesmas manobras, podendo-se aplicar pequenas compressões em bombeamento, seguindo o trajeto para os gânglios axilares.

Tratamento do abdome

O paciente fica em decúbito dorsal.

A drenagem da parede abdominal começa com a drenagem dos gânglios inguinais.

108
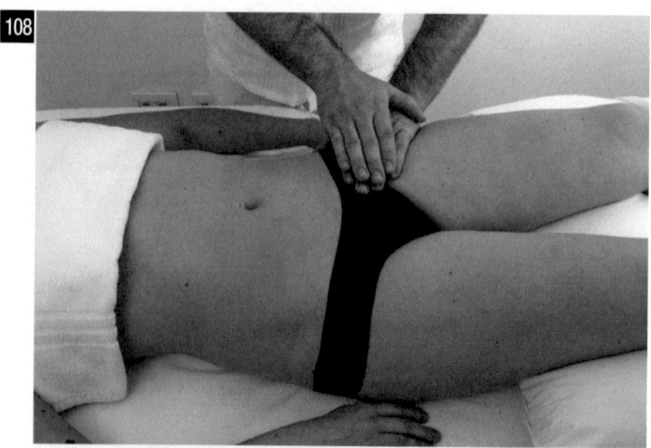

A pressão, suave e prolongada, é orientada em direção à profundidade, isto é, às cadeias ilíacas.

A mão ou ambas as mãos são colocadas espalmadas sobre os gânglios, com os dedos perpendiculares às vias de evacuação onde se executam CF. 108-110

109
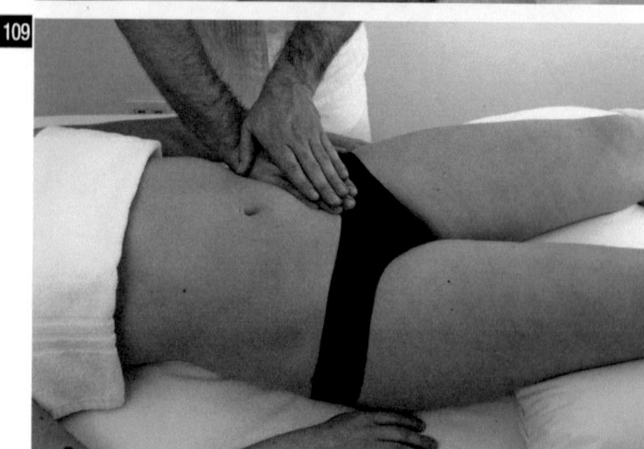

110
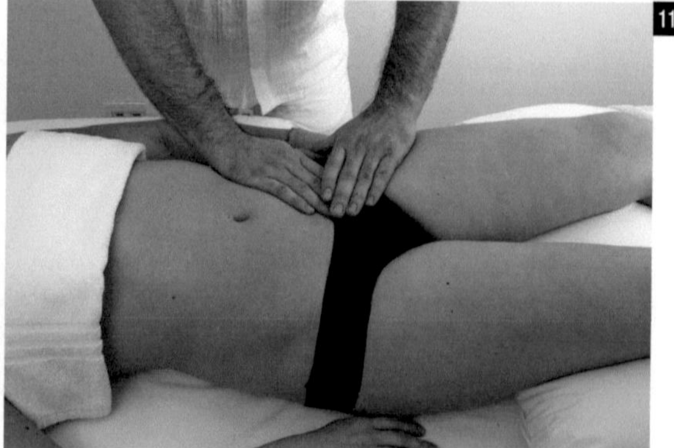

As manobras sobre os gânglios são seguidas por CF com os dedos ou com toda a palma da mão. As mãos se deslocam em direção à região umbilical e realizam manobras (G) sobre toda a parede abdominal. As pressões empurram a linfa em direção às cadeias ganglionares inguinais. 111-115

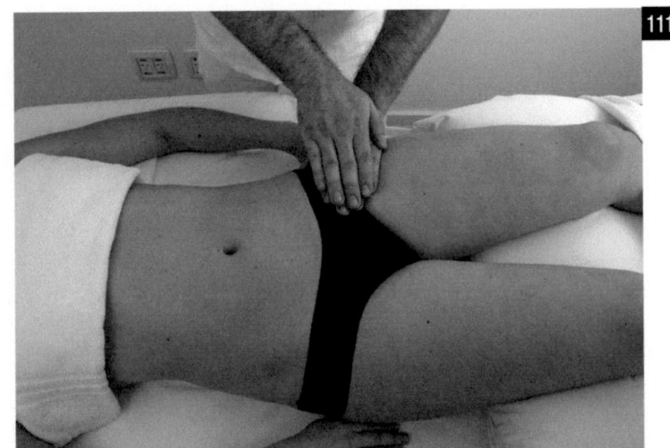
111

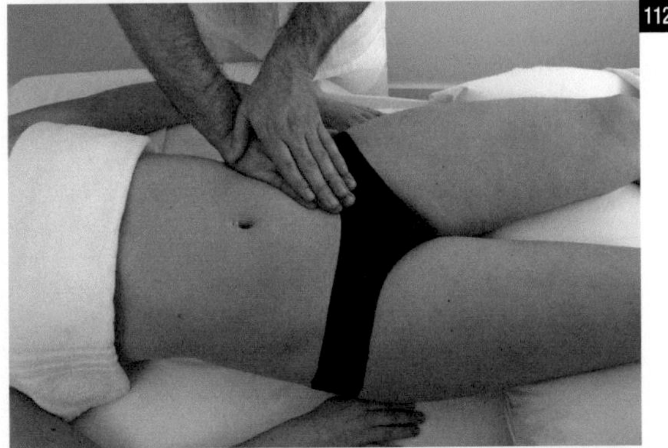
112

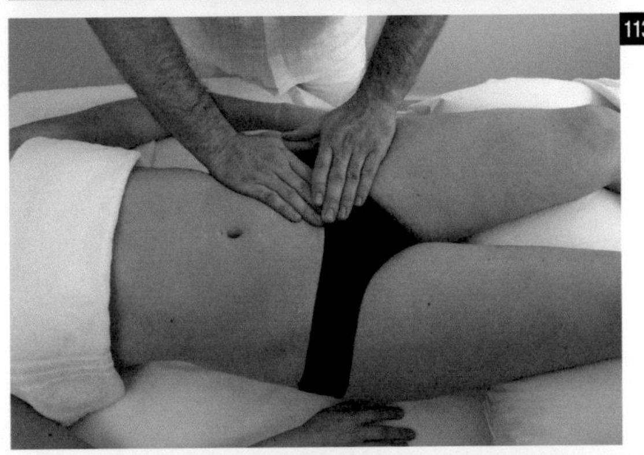
113

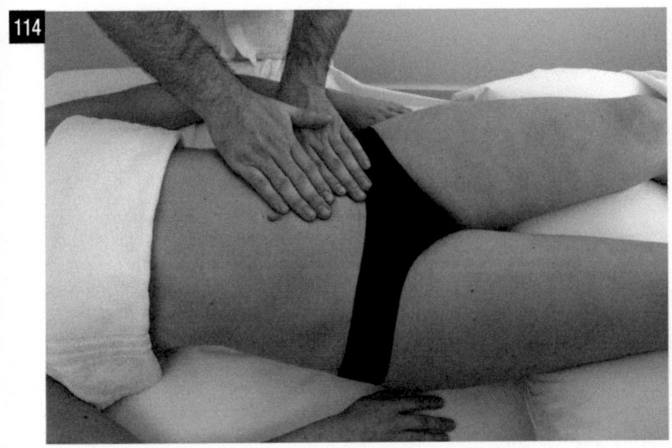
114

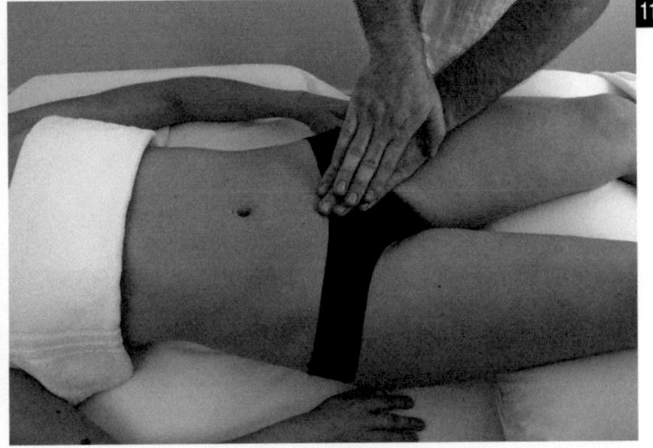
115

116
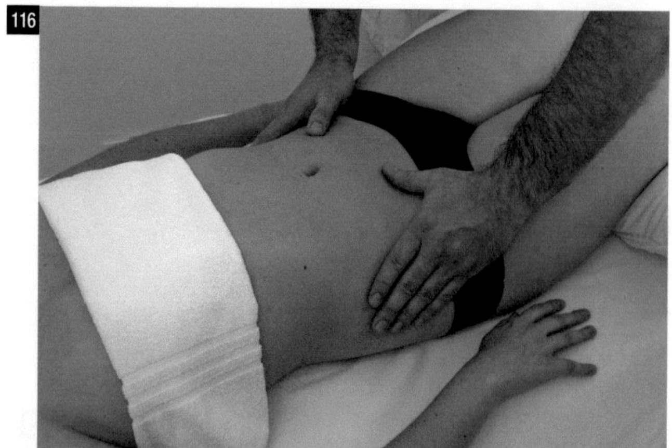

117
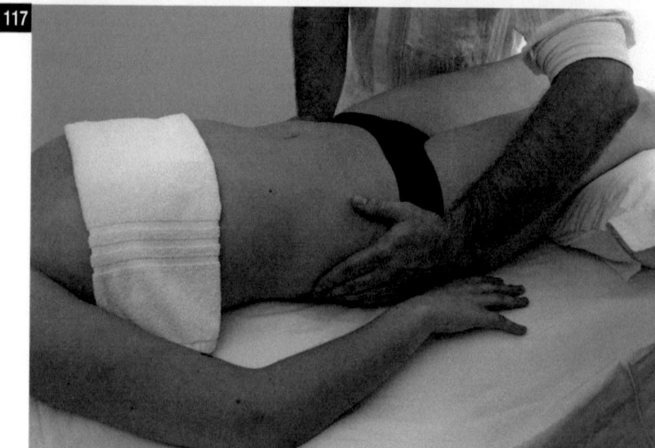

As partes laterais do abdome são drenadas obliquamente em direção ao interior; e a parte baixa, em direção aos gânglios inguinais superoexternos, ao passo que a parte médio-abdominal é drenada em direção aos gânglios inguinais superointernos. 116

As manobras dos dedos ou do polegar são reproduzidas a partir da região umbilical até a cadeia ganglionar, mobilizando a linfa gradativamente. 117

A drenagem dessa região se encerra com pequenas compressões sobre o abdome como um todo.

TRATAMENTO EM DECÚBITO VENTRAL

Tratamento da região cervical posterior e crânio posterior

A drenagem se inicia pelas zonas de tratamento prévio (ZTP), nos gânglios "profundo" e "terminal". 118

Em seguida, com o paciente em decúbito ventral, realizam-se círculos fixos (CF) com três ou quatro dedos de cada lado da linha média sagital e posterior, com movimentos em forma de "leque", até chegar aos limites laterais e superiores da nuca (divisória interauricular), onde está inclusa toda a parte posterior do couro cabeludo.

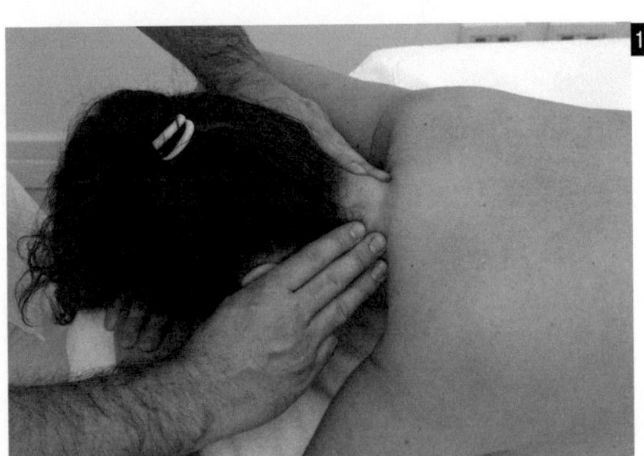

118

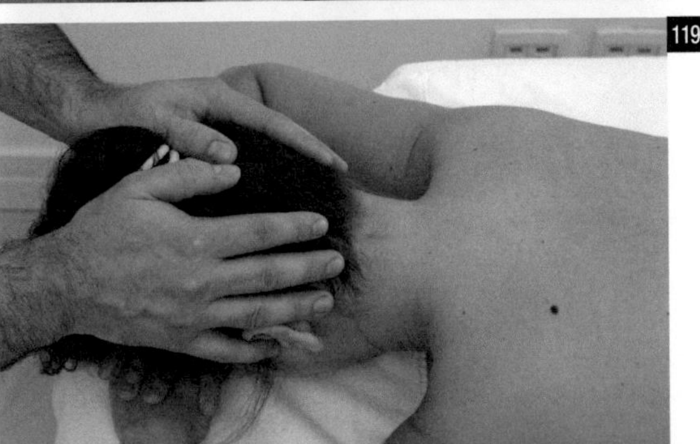

119

120
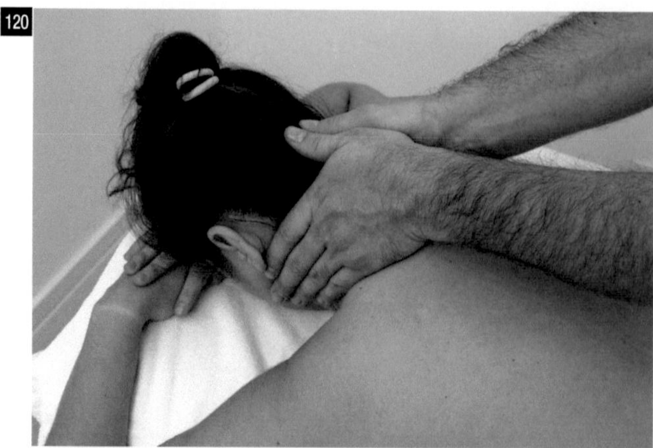

121
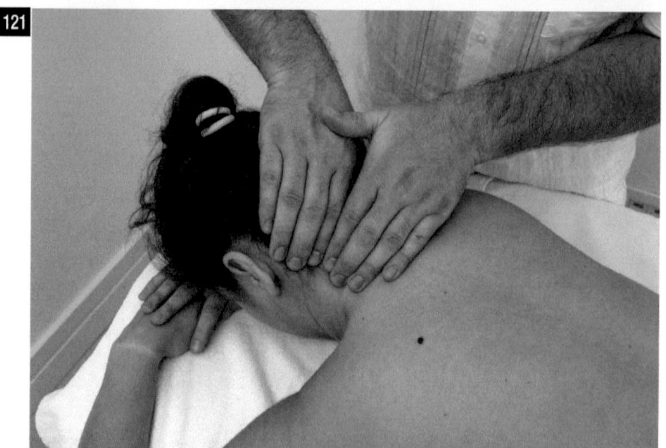

122
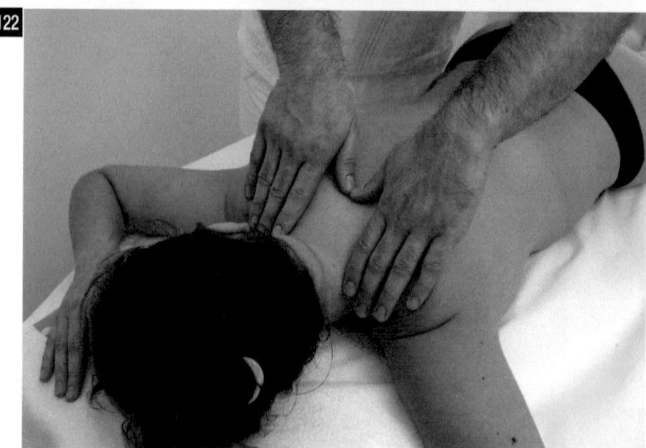

A nuca é drenada lateralmente para o exterior com círculos sucessivos a partir da fossa retroclavicular, terminando sobre a linha nucal média. A drenagem continua até a inserção craniana do trapézio. 120

A drenagem continua com a evacuação da linfa pelas vias submaxilares em direção aos coletores pré-esternocleidomastóideos. A drenagem termina com as manipulações no pescoço em direção à fossa retroclavicular. 121

Os ombros são tratados com bombeamentos (B) sobre o músculo deltoide até a borda superior do trapézio, que deve receber os CF, seguindo até o terminal. 122

Tratamento da região lombar e dorsal

Na DLM do tegumento da face posterior do tronco e da região lombar, o paciente fica em decúbito ventral.

A drenagem escoa em direção à cadeia axilar, enquanto a linfa da região lombar é evacuada em direção à cadeia inguinal. 123

Existe, portanto, drenagem em duas direções opostas, como se constata na face anterior do tronco.

A DLM do tegumento da face posterior do tronco começa, portanto, no nível dos gânglios axilares e, mais especialmente, no nível dos gânglios subescapulares. A pressão é orientada em direção ao ápice da pirâmide axilar. Após algumas manobras repetidas sobre os gânglios, as mãos deixam as fossas axilares. 124-126

Os CF com os dedos são limitados à região dorsal pré-axilar.

Sempre que possível, os dedos acompanham os movimentos do polegar através de giros (G) e das manobras combinadas (B + CF). As duas mãos se separam: uma se dirige à região escapular e à base da nuca e a outra, à região lombar.

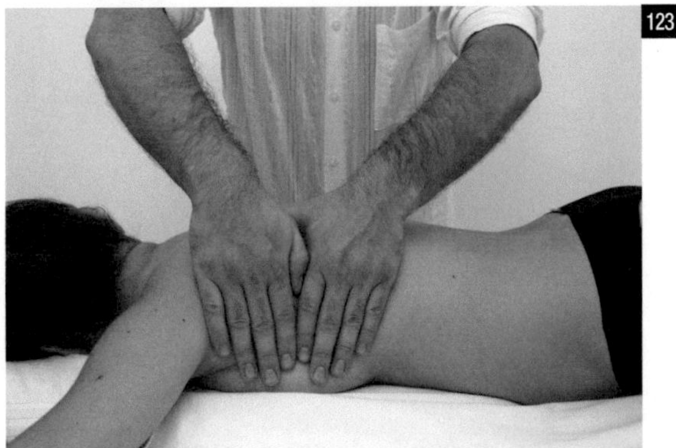
123

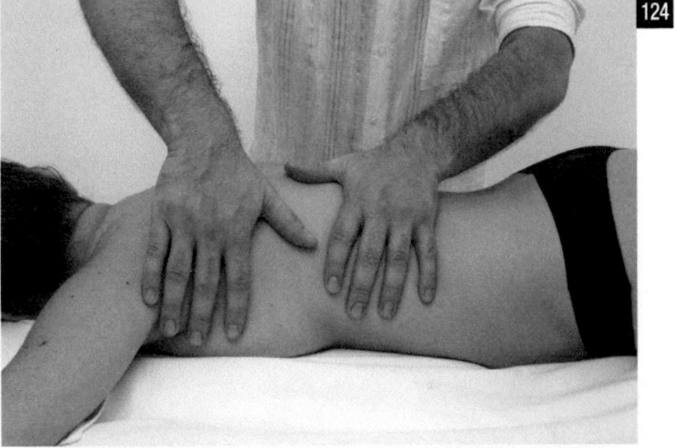
124

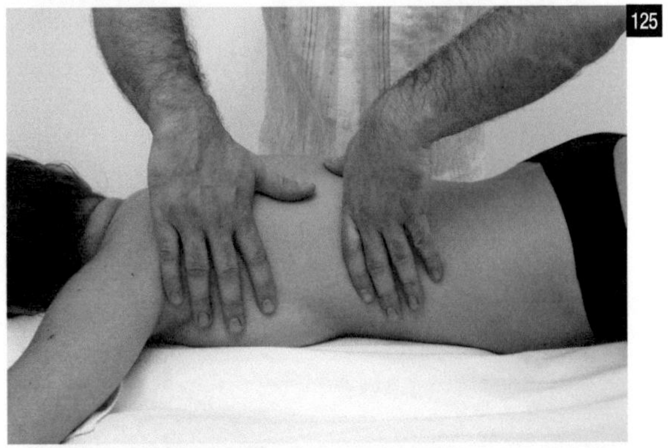
125

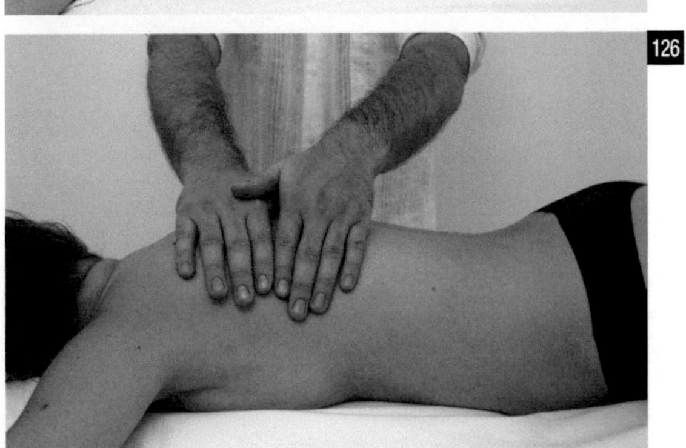
126

127

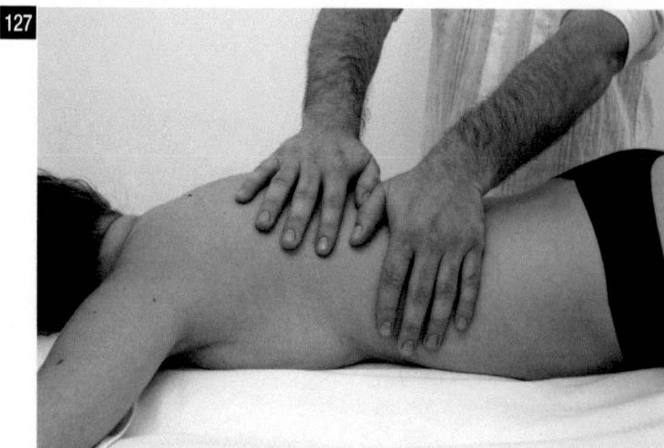

128

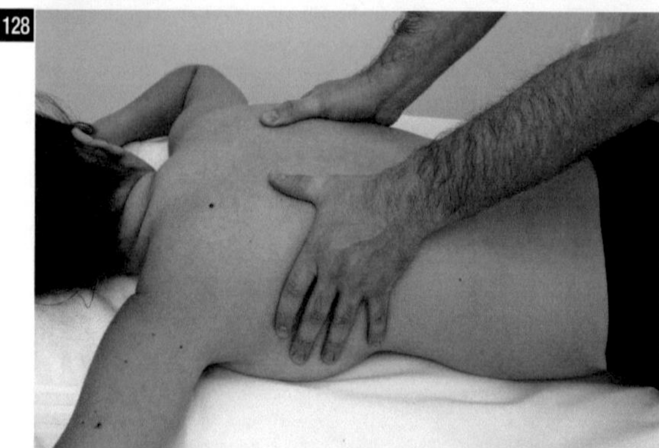

129

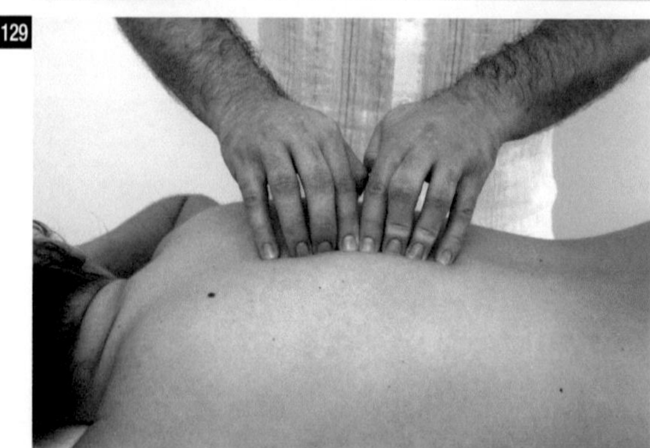

130

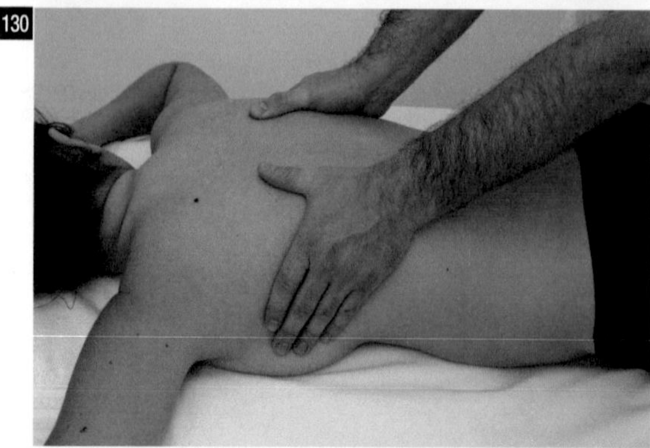

As mãos em movimentos de giro (G) dirigem a linfa para a cadeia axilar homolateral. 127

O tegumento do dorso é drenado em direção aos gânglios correspondentes. 128 Observam-se duas direções opostas de drenagem na região mediodorsal semelhantes às descritas na região anterior do tórax e do abdome. As manobras de giro (G) e combinadas (B + CF) são seguidas por manobras de compressão próximas da fossa axilar. 129-130

Na DLM da região lombar, o paciente encontra-se em decúbito ventral.

A DLM da região lombar obedecerá à manipulação prévia dos gânglios inguinais.

Os giros (G) e os CF com os dedos sucedem à drenagem dos gânglios inguinais. Eles são realizados sobre as massas laterais da região lombar. Desde que a superfície a ser drenada o permita, os CF são substituídos por movimentos combinados (B + CF). As pressões são orientadas em direção à cadeia inguinal. 131

A região mediolombar é drenada em direção aos gânglios homolaterais.

As manobras são finalizadas com manobras de compressão. 132

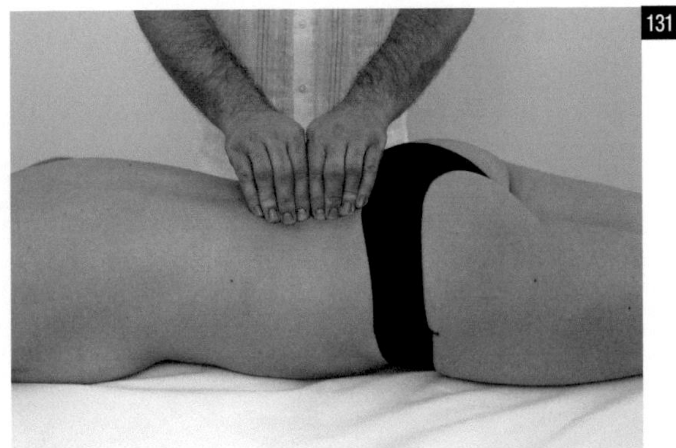

131

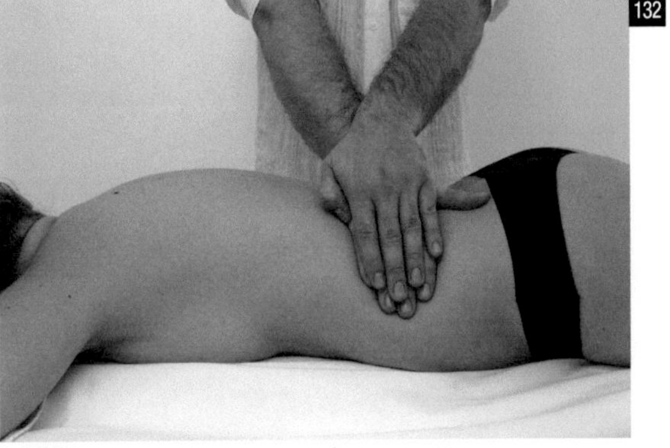

132

133
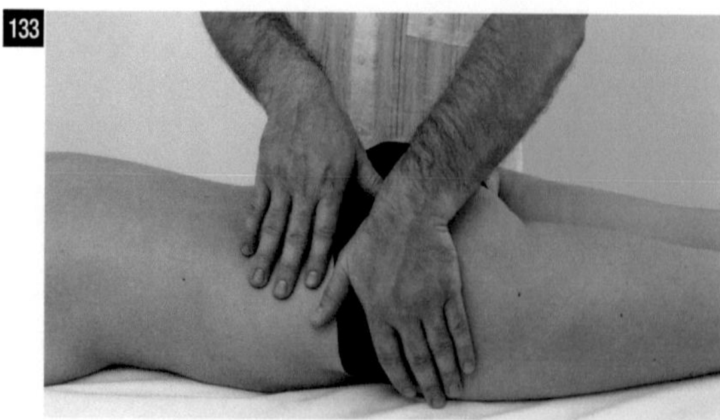

134
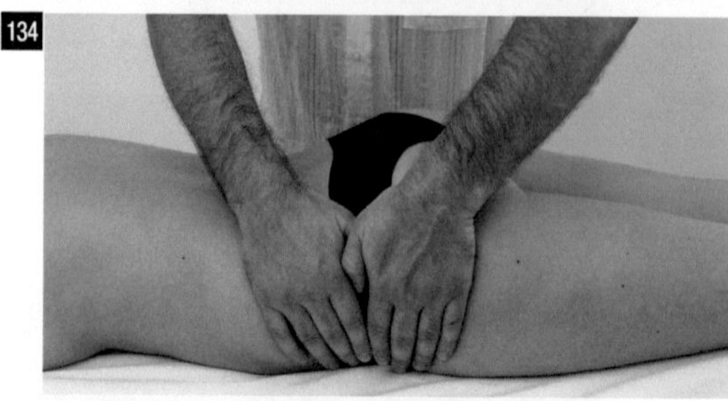

135
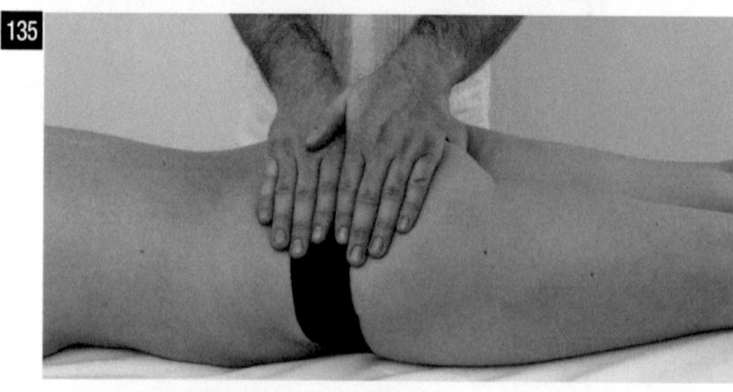

136
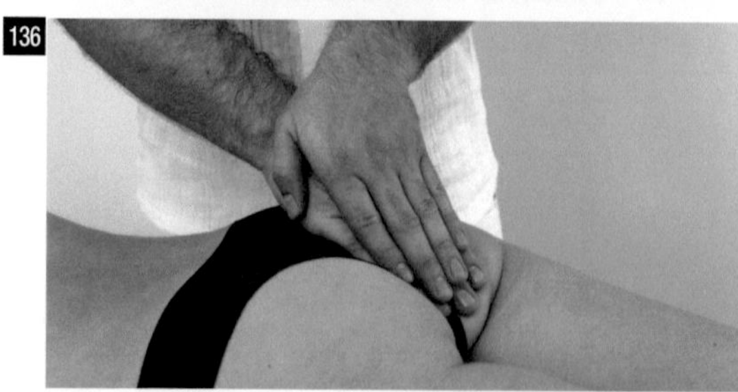

137
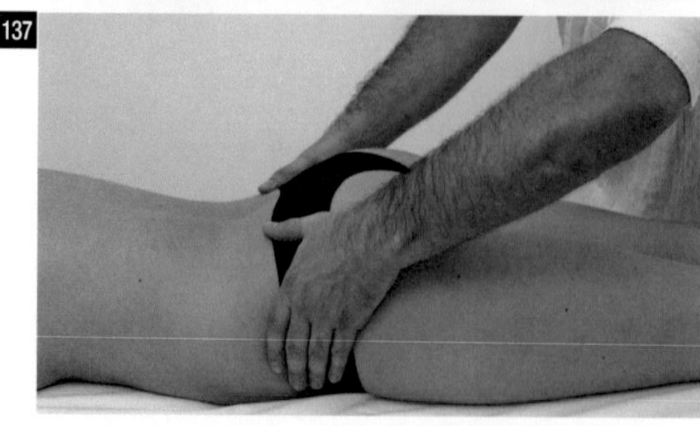

Tratamento da região glútea

O paciente encontra-se em decúbito ventral e a DLM da região glútea começa no nível dos gânglios inguinais.

Em seguida, executam-se alternadamente movimentos de Giro (G) e combinados (B + CF), colocando-se as mãos totalmente apoiadas sobre a pele. 133 Deve-se levar em conta o fato de que os dois terços externos da nádega são drenados pela via externa em direção aos gânglios inguinais, ao passo que o terço interno é drenado pela via interna em direção ao grupo ganglionar inguinal superointerno. 134 135 Então, os CF com as falanges distais dos dedos forçam a linfa do terço interno da nádega em direção a sua face interna e à raiz da coxa. 136 137

As manobras da região terminam com manobras de compressão.

MOVIMENTOS ADICIONAIS

Movimentos especiais para o rosto

Alguns autores referem movimentos minimalistas para regiões como o nariz, as pálpebras, as orelhas e também a região intrabucal como movimentos especiais.

Todos esses movimentos respeitam os princípios técnicos dos círculos fixos, associados a pequenos bombeamentos estáticos, obviamente respeitando sempre a anatomia e fisiologia linfática, sendo incluídos durante as sequências linfáticas da cabeça.

Os movimentos intrabucais estão localizados sempre na cavidade superior da boca ("céu da boca") e são uma sequência de pequenos bombeamentos estáticos lineares, conforme figuras 138 e 139.

Deve-se respeitar a salivação do paciente, fazendo pequenos intervalos para ele engolir a saliva, quando se pode aproveitar e umedecer o dedo (que deve estar com luvas ou dedeiras de látex) em um copo com água, antes de retomar o próximo movimento.

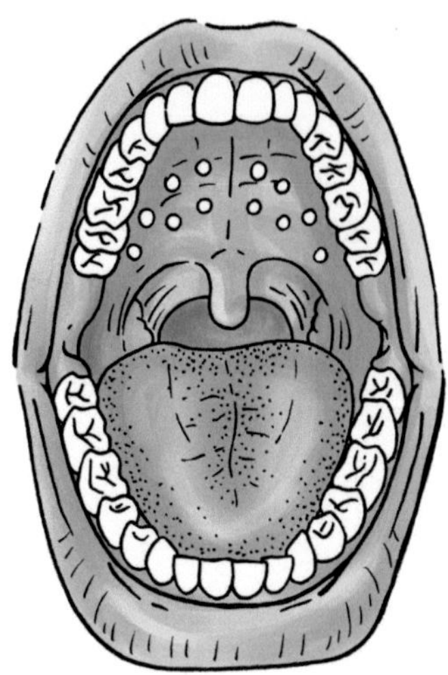

138 Gânglios internos da boca.

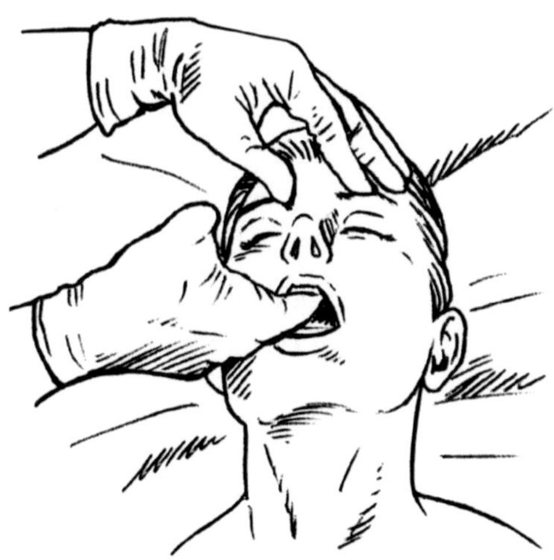

139 Manipulação dos gânglios internos da boca.

Movimentos especiais nas articulações

Os movimentos para tratar das articulações em geral devem sempre respeitar a drenagem linfática manual (DLM) prévia da região, e a sequência baseia-se sempre em pequenos CF realizados com as pontas dos dedos – individualmente ou com dois ou três dedos paralelos –, que não podem ser aplicados diretamente sobre a área mais inflamada ou visivelmente edemaciada: localiza-se os pontos mais doloridos e sobre eles se trabalha.

Movimentos especiais no tórax

São movimentos que estimulam as anastomoses sobre os fluxos da zona ganglionar intercostal, ativando os vasos linfáticos superficiais e a rede linfática local.

Baseiam-se em CF, com os dedos paralelos, seguindo os canais intercostais. Devem sempre respeitar as ZTP.

A pressão sobre as costelas flutuantes baseia-se em movimentos com as duas mãos planas e paralelas sobre as flutuantes, com pressões suaves durante a expiração do ar nos pulmões do paciente, que deve estar sempre com as pernas flexionadas. Devem ser repetidos três vezes.

Por causa da ação simpaticolítica, a DLM poderá desencadear uma crise asmática nos pacientes portadores dessa patologia. Portanto, as sessões iniciam-se com um tempo de dez a quinze minutos, aumentando progressivamente até que o paciente se adapte.

Movimentos especiais profundos no abdome

Até agora foram descritas manobras que interferem na drenagem da linfa em um plano superficial, através de empurres tangenciais da pele em direção ao fluxo linfático. Também podemos interferir manualmente sobre a circulação profunda da linfa na região abdominal, especialmente sobre os grandes vasos linfáticos, que fazem a comunicação dos gânglios inguinais com os ilíacos, e esses com a cisterna de Pecquet (cisterna do quilo), e que recolhem não somente a linfa proveniente das extremidades inferiores, da pele do abdome e da região gluteolombar, como também a linfa dos órgãos internos, do aparelho digestivo e urogenital situados no abdome.

Com a prática das respirações profundas, a DLM abdominal profunda constitui um importante reforço ao efeito conseguido através das manipulações de DLM descritas para o tratamento dos membros inferiores, abdome e região gluteolombar.

Deve-se colocar uma das mãos sobre a outra na região entre o umbigo e a ponta do esterno (apêndice xifoide), o que resultará em cinco posições, que se estivessem unidas linearmente formariam um "M".

As pressões acompanham os movimentos respiratórios do paciente, profundos e basicamente abdominais. Assim, durante a expiração, a pressão a ser realizada acompanha a descida da parede abdominal. Durante a inspiração, continua-se exercendo uma pequena pressão, que deve ser descontinuada após poucos segundos, para que o paciente possa inspirar novamente.

A combinação de pressões com movimentos expiratórios profundos determina um efeito "injetor" de linfa até a cisterna e o duto torácico. Prossegue-se numa ordem linear, de modo que em cada uma das cinco posições haja várias repetições da manobra.

O paciente fica em decúbito dorsal, com os braços laterais ao corpo e apoiados na maca, e as pernas flexionadas. Deve-se evitar apoiar as pontas dos dedos ou pressionar de forma muito rápida e brusca.

O paciente não deverá sentir dor alguma nunca, muito menos durante essa manobra.

Contraindicações

Deve-se evitar essa manobra durante:

- fluxos menstruais abundantes;
- gravidez;
- doenças ou estados inflamatórios intra-abdominais (dor, por exemplo), úlceras gastroduodenais, colite, pancreatite aguda, apendicite, prostatite, cistite, etc.
- edemas secundários da extremidade inferior, que tenham sido produzidos por grandes mudanças das estruturas linfáticas do abdome;
- prisão de ventre. Nesse caso devemos solucionar primeiro a prisão de ventre;
- trombose nas veias intra-abdominais;
- pós-cirúrgicos ou pós-traumatismos de qualquer origem.

Manobras especiais segundo Asdonk

- *Manobra de drenagem abdominal profunda* – Manobras fortes no abdome profundo na fase de expiração para estímulo do fluxo linfático ilíaco e lombar (ver "Movimentos especiais profundos no abdome", p. 155).
- *Manobra abdominal superior* – Em casos de intolerância à manobra de drenagem abdominal profunda, ou em expiração abdominal insuficiente do paciente, realizar pressão com as mãos espalmadas sobre o abdome superior, durante a expiração, para melhorar o esvaziamento da cisterna do quilo e estimular o escoamento no duto torácico.
- *Manobra de drenagem do interior da boca* – Manobras leves com um dedo nos palatos duro e mole em edema da mucosa bucal e cavidade bucal para a melhora do fluxo linfático da região craniana, da face e dos seios faciais (ver "Movimentos especiais para o rosto", p. 153).

Manobras de edema segundo Asdonk

Manobra de ultrafiltração – Pressão constante e estática para melhora da absorção nos capilares sanguíneos, pressão subindo lentamente até uma pressão bem forte, duração de cerca de quinze a vinte segundos.

Manobra para movimento antiedema – Manobra progressiva, desde o movimento mais lento até o mais forte, com movimento simultâneo do edema em direção ao centro.

- Manobra de movimento circular: prática de pressão circular com ambas as mãos, principalmente no antebraço e na perna.
- Manobra de movimento de polegar: pressão em áreas pequenas com um ou ambos os polegares principalmente em mão e pé.
- Manobra de movimento de mão inteira: com ambas as mãos em grandes áreas, principalmente no braço e coxa, para movimento do líquido edematoso por meio de barreiras.
- Mãos perpendiculares à zona de trabalho.

- Mãos sempre trabalham juntas e simultâneas.
- Ambas as mãos tocam totalmente a pele e iniciam uma pressão de empurre que parte dos punhos até o final dos dedos, como um “mata-borrão”.

Manobra para *amolecer* ou quebrar a fibrose – Manobra forte para quebrar a fibrose proteica.

- Manobra nas pregas cutâneas: em uma prega cutânea elevada, exercer pressão com o polegar da outra mão sobre essa prega cutânea.
- Manobra para quebrar a fibrose propriamente dita: manobra em grandes áreas, estirando com ambas as mãos.

NOTA: a manobra de estiramento da fibrose realizada em decorrência de radiofibroses não tem nada que ver com a DLM e as manobras para edemas.

ESQUEMA DIFERENCIAL DAS MANOBRAS DE DLM

Os esquemas de tratamento a seguir são embasados, no caso de linfedema secundário de membro superior, em um bloqueio axilar; e, tratando-se de um linfedema secundário do membro inferior, em um bloqueio inguinal e/ou ilíaco (eventualmente lombar) mediante retirada de linfonodos ou lesões radiofibróticas.

Em outras causas, os processos de tratamento precisam ser correspondentemente modificados.

O tratamento se inicia sempre no terminal, em ambos os lados, pois as regiões linfáticas proximais precisam primeiro ser esvaziadas para que os fluidos linfáticos possam para lá afluir, a partir das regiões distais. O tratamento ocorre em segmentos de proximal a distal, de modo que dentro de cada segmento isolado seja trabalhado de distal para proximal, correspondentemente à direção do fluxo e à posição dos principais vasos linfáticos. As manobras se repetem várias vezes em um ritmo determinado. Nos bloqueios de regiões isoladas procura-se incentivar um desvio linfático por meio de anastomoses.

Tratamento de cabeça e pescoço

Edema de cabeça

Por exemplo, linfedema primário de cabeça – edema idiopático:

- Dos linfonodos supraclaviculares de ambos os lados para o terminal.
- Dos linfonodos cervicais na lateral do pescoço (profundo) para o terminal.
- Da face para os linfonodos cervicais profundos; ou das calotas cranianas pré-auriculares frontais e medianas para os linfonodos cervicais profundos; ou da região posterior da cabeça retroauricular para os linfonodos cervicais profundos.

No linfedema secundário da cabeça, o tratamento precisa ser eventualmente modificado na região da barreira.

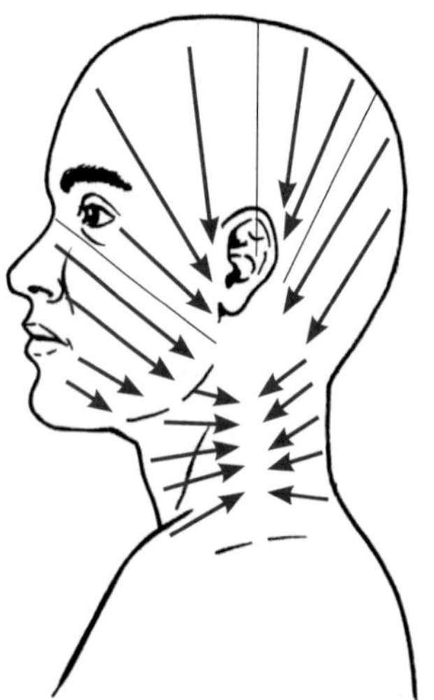

140 Sequência de manobras de DLM em edema de cabeça e pescoço.

Linfedema secundário da cabeça por lesão unilateral dos linfonodos do pescoço

Após *dissecção cervical* unilateral e/ou radiação unilateral dos linfonodos cervicais:

- Dos linfonodos supraclaviculares e terminal até o lado sadio.
- Dos linfonodos cervicais profundos do lado são até o terminal.
- Do lado lesado através do pescoço, face e nuca para o lado oposto (lado sadio).
- Da nuca, no lado lesado, através das costas até ambas as axilas.

Tratamento de linfedema secundário de cabeça em lesão bilateral dos linfonodos do pescoço

Após *dissecção cervical* bilateral e/ou radiação bilateral dos linfonodos cervicais: terminal de ambos os lados, se possível.

- Do mento para o terminal.
- Da face para o mento, eventualmente também para linfonodos cervicais profundos de ambos os lados.
- Da nuca através das costas até ambas as axilas.
- Das calotas cranianas através da região posterior da cabeça para a nuca.

Tratamento dos membros superiores

Edema unilateral do membro superior

Por exemplo, edema traumático, edema por paralisia, linfedema primário, edema de Sudeck.

- Dos linfonodos supraclaviculares para terminal.
- Linfonodos axilares.
- Braço através do feixe basilar para os linfonodos axilares, e através do feixe cefálico para os linfonodos claviculares.
- Linfonodos cubitais.
- Antebraço para braço.
- Mão para antebraço.

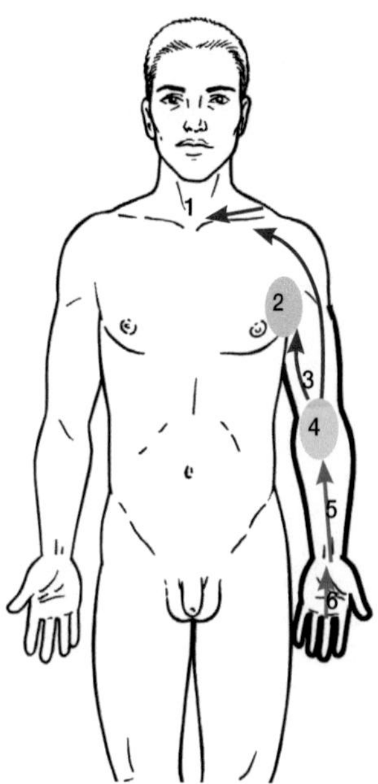

141 Sequência de manobras de DLM em edema unilateral do membro superior.

Linfedema secundário unilateral do membro superior

- Dos linfonodos supraclaviculares de ambos os lados para o terminal.
- Região frontal e dorsal da metade do tórax não afetada para as correspondentes axilas.
- Das axilas do lado afetado e das regiões lados frontal e dorsal do lado afetado para o lado não afetado e axila, em edema da parede torácica também para a região inguinal do mesmo lado.
- Braço, preferencialmente através do feixe cefálico para os linfonodos claviculares e também através do resto do feixe basilar para as axilas.

IMPORTANTE: em radiofibrose axilar não drenar para as axilas!

- Linfonodos cubitais.
- Antebraço para os linfonodos cubitais.
- Mão para o antebraço.

Edema bilateral do membro superior

Por exemplo, linfedema primário, lipoedema. Tratamento de um linfedema secundário bilateral do membro superior.

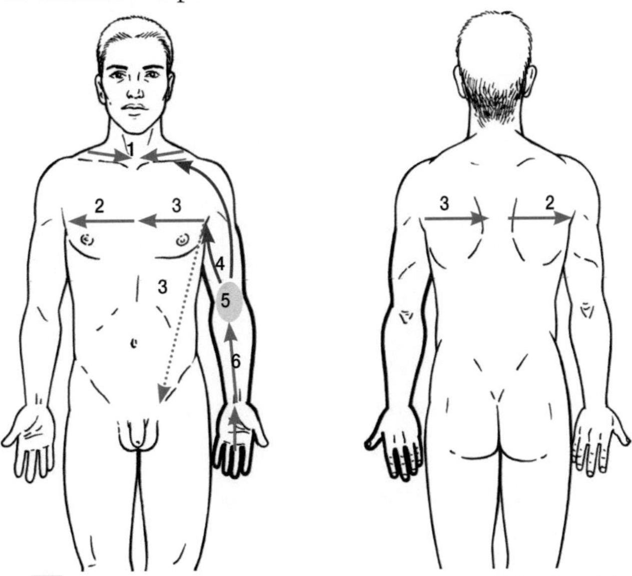

142 Sequência de manobras de DLM em linfedema secundário unilateral do membro superior.

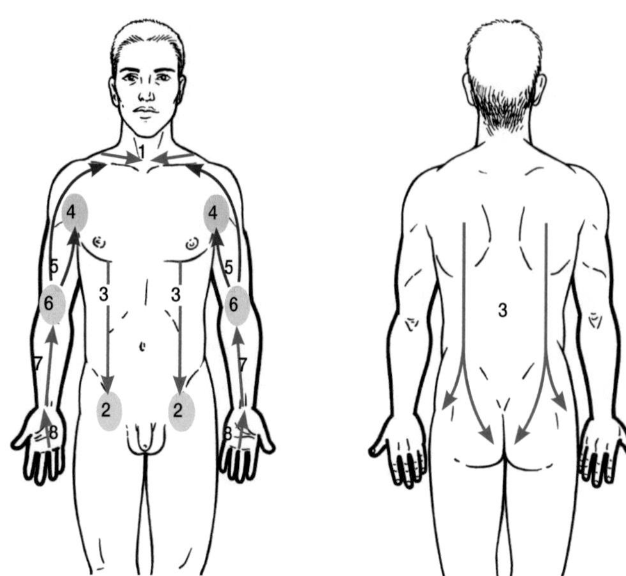

143 Sequência de manobras de DLM em linfedema secundário bilateral do membro superior.

- Dos linfonodos supraclaviculares de ambos os lados para o terminal.
- Linfonodos da região inguinal de ambos os lados.
- Tórax e costas para ambas as regiões inguinais, então cinesioterapia respiratória e tratamento abdominal.
- Linfonodos axilares.
- Braço preferencialmente através do feixe cefálico para os linfonodos claviculares e também através do feixe basilar para as axilas.

IMPORTANTE: em radiofibrose axilar não drenar para as axilas!

- Linfonodos cubitais de ambos os lados.
- Ambos os antebraços para os linfonodos cubitais.
- Ambas as mãos para os antebraços.

Dos últimos quatro itens até o final, primeiramente tratar um membro completo, depois outro.

Tratamento do tórax

Por exemplo, em linfedema de mama, linfedema da parede torácica.

- Dos linfonodos supraclaviculares de ambos os lados para o terminal.
- Linfonodos axilares da região não afetada.
- Região frontal e dorsal da metade do tórax não afetada para a correspondente axila e terminal.
- Linfonodos axilares do lado afetado.
- Da região edemaciada para a região não afetada, eventualmente também para a região inguinal, do mesmo lado, após pré-tratamento dos linfonodos inguinais, para o terminal do mesmo lado e para a axila do mesmo lado.

IMPORTANTE: em radiofibrose axilar não drenar para as axilas!

- Tratamento abdominal, eventualmente cinesioterapia respiratória.

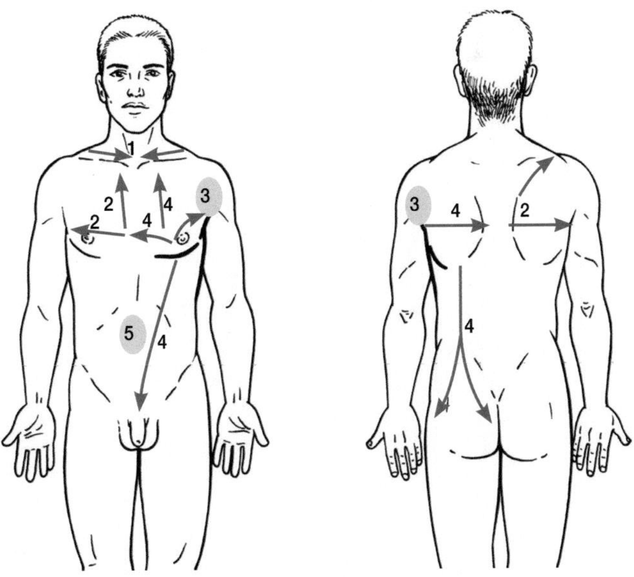

144 Sequência de manobras de DLM em linfedema da parede torácica.

Tratamento dos membros inferiores

Edema unilateral do membro inferior

Por exemplo, edema traumático, fleboedema, edema de paralisia, linfedema primário, edema de Sudeck.

- Dos linfonodos supraclaviculares de ambos os lados para o terminal, mais intensamente do lado esquerdo.
- Cinesioterapia respiratória.
- Tratamento abdominal.
- Da região inguinal afetada através da lateral do tronco e da parede torácica para a axila do mesmo lado (intensivamente em edemas de nádegas e pele abdominal inferior) e para a região inguinal contralateral.
- Linfonodos inguinais do lado afetado.

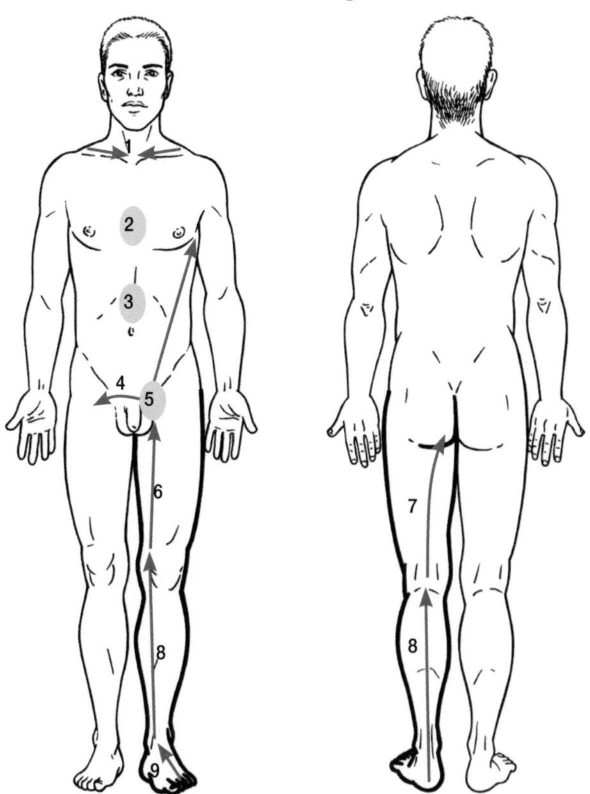

145 Sequência de manobras de DLM em edema unilateral do membro inferior.

- Coxa para os linfonodos inguinais.
- Da anastomose ciática na região posterior da coxa para os linfonodos pré-sacrais.
- Região anterior da perna para a região interna do joelho e região posterior do jarrete.
- Pé para perna.

Linfedema secundário unilateral do membro inferior

- Dos linfonodos supraclaviculares de ambos os lados para o terminal, mais intensamente do lado esquerdo.
- Cinesioterapia respiratória.
- Tratamento abdominal.
- Da região inguinal afetada através da região lateral do tronco e da parede torácica para axila do mesmo lado (intensivamente em

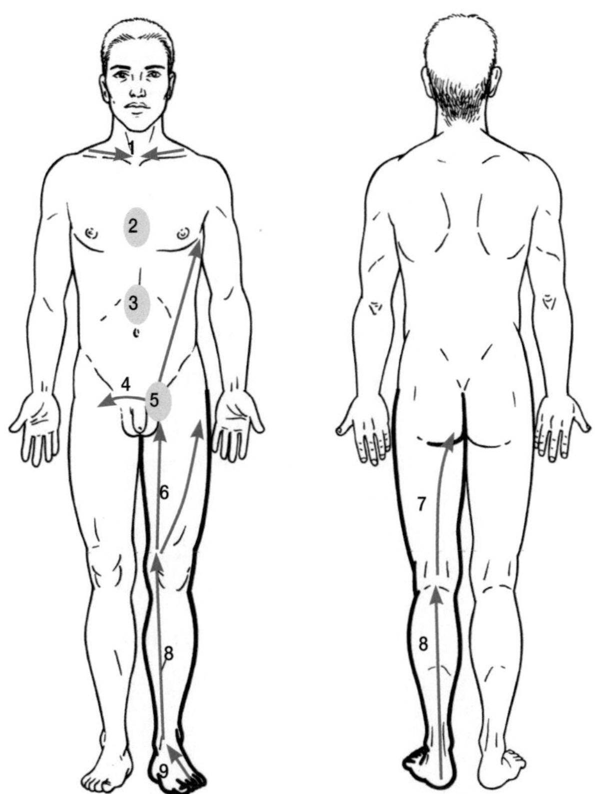

146 Sequência de manobras de DLM em linfedema secundário unilateral do membro inferior.

edemas de nádegas e pele abdominal inferior) e para a região inguinal contralateral.

- Linfonodos inguinais do lado afetado (em radiofibrose, somente o estiramento de fibrose).
- Coxa com observação da barreira para o lado externo da coxa e região lateral da parede do tronco, assim como para a região inguinal.

IMPORTANTE: em radiofibrose não drenar para a região inguinal!

- Anastomose ciática na região posterior da coxa para os linfonodos pré-sacrais.
- Região anterior da perna para a região interna do joelho e região posterior para o jarrete.
- Pé para perna.

Edema bilateral do membro inferior

Por exemplo, no lipoedema, edema idiopático, fleboedema, linfedema primário do membro inferior.

- Dos linfonodos supraclaviculares de ambos os lados para o terminal, mais intensamente do lado esquerdo.
- Cinesioterapia respiratória.
- Tratamento abdominal.
- Da região inguinal através de ambas regiões laterais do tronco para as axilas (somente em edemas de nádegas e pele abdominal inferior).
- Tratamento dos quadris para as axilas (somente em edemas de nádegas e pele abdominal inferior).
- Linfonodos inguinais de ambos os lados.
- Coxa para a região inguinal.

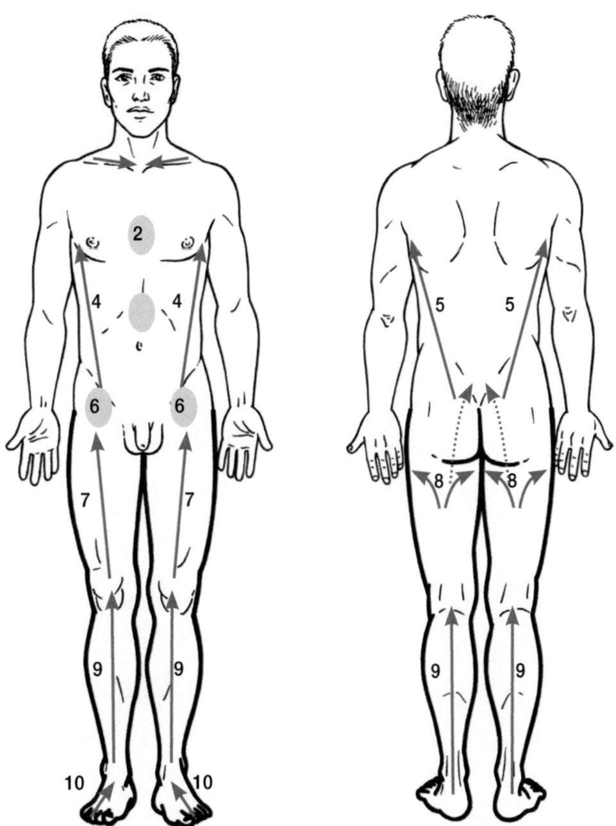

147 Sequência de manobras de DLM em edema bilateral do membro inferior.

- Região posterior da coxa para a frente, em linfedema primário anastomose ciática na região posterior da coxa para os linfonodos pré-sacrais.
- Região anterior da perna para a região interna do joelho e região posterior para o jarrete.
- Pé para perna.

Nos últimos quatro itens, tratar primeiramente um membro completo e depois o outro.

Linfedema secundário bilateral do membro inferior

- Dos linfonodos supraclaviculares de ambos os lados para o terminal, mais intensamente do lado esquerdo.
- Cinesioterapia respiratória.
- Tratamento abdominal.
- Da região inguinal através de ambas regiões laterais do tronco para as correspondentes axilas.
- Tratamento dos quadris para as axilas.
- Linfonodos inguinais de ambos os lados (em radiofibrose somente o estiramento de fibrose).
- Coxa com observação da barreira para a região inguinal e quadris.

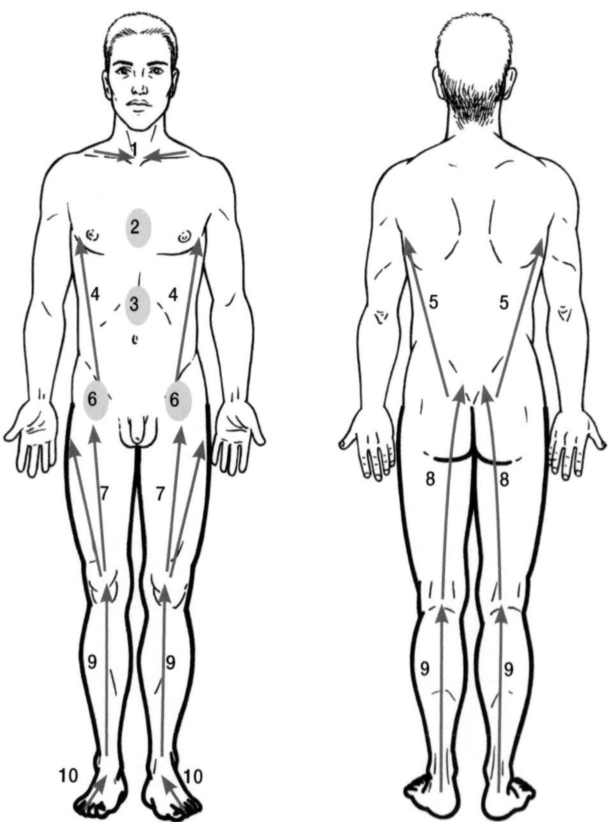

148 Sequência de manobras de DLM em linfedema secundário bilateral do membro inferior.

IMPORTANTE: em radiofibrose não drenar para a região inguinal!

- Da anastomose ciática na região posterior da coxa para os linfonodos pré-sacrais.
- Região anterior da perna para a região interna do joelho e região posterior do jarrete.
- Pé para perna.

Nos últimos quatro itens, tratar primeiramente um membro completo e depois o outro.

Tratamento de genitais e pele abdominal inferior

- Dos linfonodos supraclaviculares de ambos os lados para o terminal, mais intensamente do lado esquerdo.
- Cinesioterapia respiratória.
- Tratamento abdominal.
- Da região inguinal através de ambas regiões laterais do tronco para as correspondentes axilas.
- Tratamento dos quadris para as axilas.

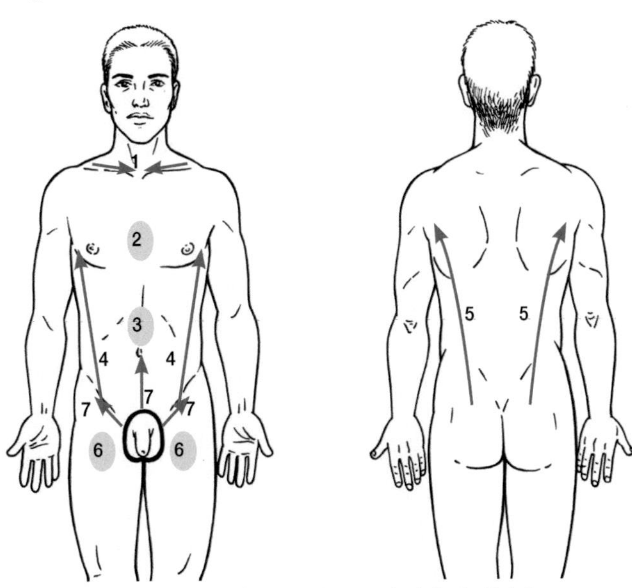

149 Sequência de manobras de DLM em genitais e pele abdominal inferior.

- Linfonodos inguinais de ambos os lados.
- Manobra de edema no escroto e pênis e de escrotal através do monte pubiano para a parede abdominal e para a região inguinal e lateral do tronco (ensinar ao paciente o autotratamento dos genitais).

Tratamento da coluna vertebral

- Dos linfonodos supraclaviculares de ambos os lados para o terminal, mais intensamente do lado esquerdo.
- Eventualmente cinesioterapia respiratória.
- Eventualmente tratamento abdominal.
- Partindo da coluna vertebral cervical, tratamento da nuca para o terminal.
- Partindo da coluna vertebral torácica, tratamento do dorso para ambas as axilas.
- Partindo da coluna vertebral lombar, tratamento dos quadris para ambas as regiões inguinais.

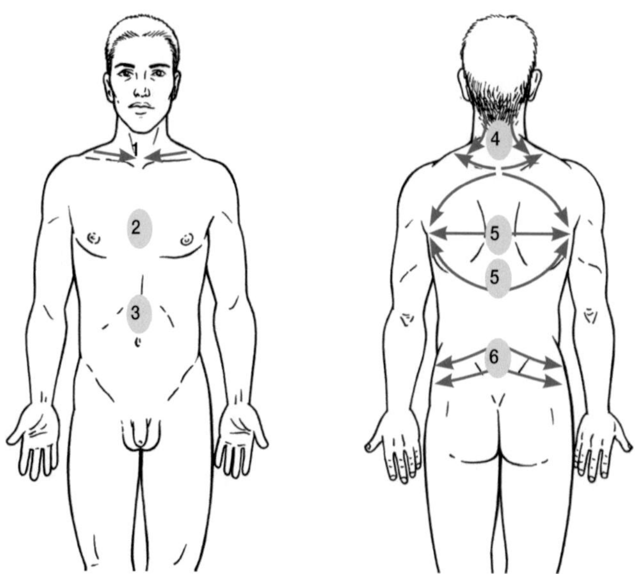

150 Sequência de manobras de DLM na coluna vertebral.

PARTE III

INDICAÇÕES E CONTRAINDICAÇÕES

PRESCRIÇÃO DE DLM

Na prescrição de drenagem linfática manual (DLM), o médico deve embasar-se no grau de gravidade do edema. As normas de prescrição existentes atualmente *(catálogo de remédios* dos médicos e *descrição de resultados da fisioterapia*) são em geral confusas, sem lógica e incompreensíveis. Uma prescrição racional de DLM seria a seguinte:

- 30 minutos: edema unilateral de grau leve.
- 45 minutos: edema bilateral de grau leve ou edema unilateral de grau grave.
- 60 minutos: edema bilateral de grau grave.

As demais indicações para DLM podem ser classificadas nesses três grupos correspondentemente à sua gravidade, de modo que resulta no seguinte esquema de prescrição:

DLM – 30 minutos

- Tratamento de um edema unilateral de grau leve de membro superior ou inferior (por exemplo, linfedema, fleboedema, edema de paralisia, edema traumático, edema de Sudeck).

- Tratamento da cabeça.
- Tratamento do tronco.
- Tratamento da coluna vertebral.
- Tratamento de edema reumático (até duas articulações).
- Tratamento de artrose de articulação (até duas articulações).
- Tratamento de úlcera varicosa.

DLM – 45 minutos

- Tratamento de um edema unilateral de grau grave, de membro superior ou inferior (por exemplo, linfedema, flebolinfedema, edema de paralisia).
- Tratamento de um edema bilateral de grau leve, de membro superior ou inferior (por exemplo, linfedema, lipoedema, edema idiopático, fleboedema, edema de paralisia).
- Tratamento de um fleboedema com úlcera varicosa.
- Tratamento de um linfedema maligno de cabeça.
- Tratamento de edema reumático (mais de duas articulações).

DLM – 60 minutos

- Tratamento de um edema bilateral de grau grave de membro superior ou inferior (por exemplo, linfedema, lipoedema, edema de paralisia).
- Tratamento de um linfedema de grau grave com complicações (por exemplo, ombros rígidos, quadris rígidos, graves danos radioativos, grave lesão do plexo).
- Tratamento de um linfedema maligno de membros de grau grave.

INDICAÇÕES TERAPÊUTICAS DA DLM

A drenagem linfática manual (DLM) é uma ferramenta dentro do terreno da medicina física e da reabilitação. É indispensável como técnica-chave nos tratamentos de linfedemas primários e secundários, e também como medida complementar e auxiliar em outras patologias.

Consideramos oportuno que o leitor conheça todas as afecções nas quais a drenagem tem um papel importante, e por isso as relacionamos a seguir.

Edemas linfostáticos de origem traumática

- Hematomas.
- Síndrome cervical ou chicotada.
- Distensões.
- Tratamento de pós-luxações articulares.

- Tratamento do joelho pós-lesões de ligamentos e meniscos.
- Ruptura de fibras musculares.
- Tratamento pós-fraturas.
- Distrofia de Sudeck.

Edemas linfostáticos locais por intervenções cirúrgicas

- Linfedemas ou edemas linfostáticos secundários de braço.
- Linfedemas ou edemas linfostáticos secundários de pernas.
- Depois de operações ortopédicas.
- Depois de cirurgia maxilofacial.
- Tratamento de cicatrizes.
- Tratamento depois de uma endoprótese de quadril.
- Cirurgias diversas: histerectomia, cesárea, cirurgia plástica, pós-cirurgia vascular, etc.

Transtornos osteomusculares e do tecido conjuntivo

- Reumatismo poliarticular agudo.
- Poliartrite crônica progressiva.
- Espondilite anquilopoiética.
- Artropatias: psoriásica, alérgica, diabética, gota, etc.
- Reumatismo das partes moles: tendinites, tendomiosites, bursites, epicondilites, periartrites escapuloumeral, síndrome do tunel do carpo, coxartroses, contratura de Dupuytren.
- Osteoporoses.
- Lombalgias, ciatalgias.
- Torcicolo espasmódico.
- Transtornos comuns do pé: *Hallux valgus*, fratura metatarsiana, etc.

Edemas locais do sistema nervoso central e periférico

- Cefalalgias.
- Transtornos auditivos.
- Síndrome de Meniére.
- Nevralgia do trigêmeo.
- Paralisia facial.

Transtornos neurológicos

- Manifestações neurológicas comuns (dores somáticas, dor psicótica).
- Braquialgia noturna.
- Doenças desmineralizantes (esclerose múltipla, etc.).
- Apoplexia, paralisia geral infantil, paresias em geral.
- Síndrome de Down.

Transtornos neurovegetativos

- Stress.
- Insônia.
- Distonia neurovegetativa.

Transtornos vasculares periféricos

- Linfedema ou edema linfostático primário.
- Lipedema.
- Edema venoso postural.
- Claudicação intermitente.
- Varizes, flebedema.

- Síndrome pós-trombótica.
- Edema pré-menstrual.
- Edema venoso na gravidez.

Patologias crônicas das vias respiratórias superiores e auditivas

- Sinusite.
- Amidalite.
- Catarro tubárico. Otite crônica e otite serosa.
- Resfriados crônicos e de tipo alérgico.

Transtornos pulmonares

- Asma bronquial.
- Bronquite crônica.
- Bronquite enfisematosa e asmática.

Transtornos dermatológicos

- Acne, acne rosácea.
- Couperose.
- Dermatite perioral.
- Queda do cabelo.
- Eczemas crônicos e de tipo alérgico .
- Escaras por decúbito.
- Úlceras vasculares.
- Queimaduras.
- Queloides.

Transtornos do aparelho digestivo

- Prisão de ventre, meteorismo, dispepsias.
- Flatulências.
- Dores menstruais.

Doenças sistemáticas do tecido conjuntivo

- Lúpus eritematoso.
- Esclerodermia.
- Mixedema.
- Periartrite e arterite de células gigantes.
- Poliomiosite e dermatomiosite.

Doenças oftalmológicas

- Glaucoma. Sequelas de descolamento de retina.
- Retinopatias vasculares.

Outras aplicações

- Coadjuvante nas dietas de emagrecimento.
- Cuidados gerais na gestação.
- Queimaduras de primeiro, segundo e terceiro graus.
- Eritema solar.

DEFINIÇÃO, ESQUEMA E TERAPIA DO EDEMA

Edema latente

Por edema latente (pré-edema) entende-se um acúmulo de água invisível ou pouco visível, de modo que os contornos do corpo não se modificam de forma notável. Tal edema latente, com acentuação difusa, pode ser constituído de 1 L a 4 L de líquidos, sem que seja imediatamente reconhecido como edema, por depressão da pele. A declaração do paciente sobre sensações de tensão e repuxamento, assim como alterações de peso corporal, dão os primeiros indícios de que pode se tratar de um edema invisível.

Todo edema começa evidentemente como pré-edema, tornando-se logo visível, mas os edemas invisíveis permanecem nesse estado ou, no máximo, apresentam uma depressão mínima. Pertencem aos edemas invisíveis:

- edema fisiológico;
- edema ortostático;
- edema idiopático;
- edema induzido por diurético;
- edema endócrino;
- edema medicamentoso.

Microedema

O microedema é um edema mínimo e localizado, que normalmente não é visível ou mensurável, a não ser quando fica localizado diretamente na pele. Microedemas ocorrem principalmente em estados de irritação localizados, em reumatismo em partes moles e em doenças articulares degenerativas. Eventualmente são responsáveis por quadros clínicos neurológicos agudos ou são encontrados nas bordas de uma ferida.

Edema

O edema é um acúmulo patológico de líquidos, localizado preferencialmente nos tecidos conjuntivos intersticiais subcutâneos. Tal edema modifica os contornos do corpo, apresentando uma depressão e uma elevada turgidez do tecido. Edemas podem atingir todo o corpo (generalizados) ou somente partes (localizados), podendo se apresentar como unilaterais ou bilaterais. Nesse último caso podem ser simétricos ou assimétricos. Edemas são diferenciados pelo conteúdo proteico. Os edemas ricos em proteína (acima de 1 g/dL) são denominados exsudatos, e os pobres em proteína (menos de 1 g/dL), transudatos. Os edemas se formam em primeiro lugar nos pés e nas pernas, correspondendo preferencialmente à força da gravidade. Em pacientes acamados, nas costas, nádegas e região posterior da coxa, podendo aumentar, afetando todo o corpo.

Anasarca

Anasarca é um edema grave, generalizado (pode chegar a mais de 100 L), observado principalmente em casos de carência proteica e insuficiência cardíaca descompensada. A anasarca é, em geral, profundamente depressível à palpação, com consistência túrgida. Em edemas graves por carência proteica (em sua maioria por maior consumo de proteína em decorrência de um câncer), os acúmulos de água podem aparentar pseudoadiposidade ou peso pseudonormal. Sem o edema, esse paciente seria caquético e emagrecido, e com o edema normalmente isso só é percebido na região do pescoço, bem como nos ombros e no rosto.

Derrame

Derrame é um acúmulo de líquidos em uma cavidade já formada, como no espaço pleural o derrame pleural; no espaço pericárdico o derrame pericárdico; no espaço peritoneal a ascite; no escroto (hidrocele) em torno dos testículos; e nas articulações o derrame articular. Com um peso específico inferior a 1,015 g/L designa-se transudato (pobre em proteínas); e com um peso específico acima de 1,015 g/L, exsudato (rico em proteínas).

Na linfangiectasia, após ferimentos ou em tumores, podem ocorrer, ainda que raramente, derrames quilíferos no espaço pleural (quilotórax), no espaço peritoneal (quiloascite) ou no espaço pericárdico.

Os derrames são influenciáveis, de forma indireta, pela drenagem linfática manual (DLM). Por outro lado, não são contraindicação para a terapia.

Edemas fisiológicos

Diversos edemas latentes ou edemas minimamente pronunciados são fundamentalmente reversíveis, se manifestam fisiologicamente e não necessitam de terapia. Esses edemas são simetricamente localizados e atingem principalmente as mulheres.

Edema do calor

Com o calor, aumenta a afluência de sangue nos capilares da pele. Os vasos cutâneos então precisam se dilatar, de modo que sua permeabilidade também aumenta. Isso significa maior filtração de fluido sanguíneo, e com isso um aumento de extensão principalmente nos membros – isso é facilmente observável nos dias de calor, quando relógios de pulso e anéis ficam muito apertados nos pulsos e mãos; e os sapatos ficam muito apertados nos pés. O edema do calor é mais pronunciado com a umidade do ar elevada e a pressão atmosférica baixa. Quando muito, o paciente pode chegar a apresentar uma pequena depressão nas pernas.

Uma forte tendência ao aparecimento de edema do calor, ou mesmo de um edema clínico com depressão, poderá ser observada se, devido à arteriosclerose, tenha sido feita uma simpatectomia. Em razão dessa cirurgia, há uma dilatação permanente das arteríolas e capilares.

Edema cíclico pré-menstrual

Em decorrência das alterações fisiológicas hormonais durante o ciclo menstrual em mulheres em idade fértil, ocorre, por acúmulo de água, um aumento de peso pré-menstrual, em média de 0,6 kg, sem que com isso haja sintomas. Cerca de 20% das mulheres, entretanto, têm um acúmulo de água pré-menstrual mais acentuado de 1 L a 2 L (em casos extremos de até 4 L), no período de uma semana a alguns dias antes da menstruação, o que normalmente leva a sintomas como alteração de peso. Na maioria das vezes o edema não é claramente visível: a paciente apresenta, no máximo, uma depressão mínima nas pernas. Com a menstruação, há o escoamento do líquido retido, de modo que o acúmulo de água desaparece rapidamente. Esse edema cíclico pré-menstrual (ECP) é um sintoma da tensão pré-menstrual (TPM), que ocorre em até 50% dos casos. O ECP causa sensações de tensão principalmente nas mãos, pés e mamas, ocorrendo mesmo sem os sintomas típicos da TPM: cefaleias, enxaqueca, dores abdominais, maior irritabilidade e sensibilidade psíquica. Os tipos de sintomas da TPM correspondem a manifestações acentuadas dos efeitos fisiológicos do estrogênio. A TPM é observada com maior frequência entre 35 e 50 anos; entretanto, o ECP frequentemente já ocorre na puberdade. Após a última menstruação (menopausa), normalmente o ECP não ocorre mais. Esse edema pode eventualmente ainda aparecer após a menopausa por três ou quatro anos e os sintomas vão diminuindo. Após a menopausa, esse edema é denominado apenas edema cíclico, pois continua a ocorrer a intervalos de quatro semanas, entretanto não ocorre mais uma menstruação. Do mesmo modo, após uma histerectomia, com funções do ovário normais, esse edema é chamado apenas de edema cíclico, pois nesse caso também a menstruação é inexistente.

A causa para esse acúmulo cíclico de água é provavelmente um desequilíbrio hormonal, porém as causalidades fisiopatológicas exatas são desconhecidas. Na TPM e no ECP são observados: um nível baixo de progesterona, um nível baixo de quociente progesterona/estrogênio, bem como altos níveis de aldosterona, renina e prolactina, na fase lútea do ciclo. Enquanto na TPM existem as mais diversas recomendações de terapia, que em parte são orientadas à modificação hormonal, a terapia para o ECP só é necessária em casos graves. É favorável uma alimentação pobre em sal nas duas últimas semanas do ciclo, atividade esportiva (principalmente natação) e sauna. A indicação de progesterona na segunda metade do ciclo pode reduzir a sensação de tensão. Em casos graves, pode ser administrado um diurético neutro em potássio. Os sintomas, causados por esse edema, podem ser efetivamente tratados com DLM. Porém, em função dos altos custos dessa terapia, ela não é concorrente do diurético, de baixo custo.

O ECP é denominado edema idiopático cíclico por alguns autores, podendo haver confusão com o edema idiopático.

Edema da gravidez

O acúmulo generalizado de água de até 7 L é fisiológico na gravidez, o que corresponde a um aumento de peso até a data do nascimento de 12 kg a 13 kg. Essa elevada reserva de água é necessária para que a grávida garanta uma troca contínua de líquidos com o feto, através da placenta, pois se não houver pode ocorrer, em um período de sede, danos ao feto. Portanto, uma leve depressão nos pés e pernas é fisiológica, bem como a turgidez de toda a pele. Ganhos de peso acima disso são decorrentes ou de excesso de armazenamento de gorduras ou de edemas mais graves.

A causa para o acúmulo de água na gravidez é, por um lado, o nível elevado de estrogênio, pois esse retém o sódio além de elevar a permeabilidade capilar. Por outro, é significativo que, por meio da pressão do feto em desenvolvimento sobre os vasos pélvicos, ocorra uma leve fleboestase e linfoestase dos membros inferiores.

No edema de gravidez se exclui sempre aquele que possa ser causado por uma doença renal ou hepática.

Edema de sobrecarga ortostática

Ocorre um pequeno edema nas pernas ou em todo o membro inferior somente após mais de oito a dez horas sentado ou em pé, por exemplo, em voos ou viagens de ônibus longas; trata-se então de um edema de sobrecarga ortostática. A causa é a falta de atividade muscular, que é necessária para promover o escoamento venoso e linfático. Esse edema não tem nenhuma importância se não ocorrer normalmente na rotina de casa e do trabalho. Edema de sobrecarga ortostática pode ser ainda frequentemente reforçado pelo calor (trópicos), atinge principalmente as mulheres e pode ser levemente depressivo nas pernas e artelhos.

Ele regride rapidamente através de movimentação ou após colocar as pernas em posição elevada, quando então as tensões incômodas se reduzem.

Para o diagnóstico diferencial é preciso excluir a possibilidade de outro edema iniciante.

Fundamentos da terapia do edema

A unidade funcional dos rins é o néfron, formado pelos glomérulos, túbulo e duto coletor. Dos cerca de 1 milhão de glomérulos de cada um dos rins, são extraídos em 24 horas 180 L de filtrado glomerular (FGR) no total. O líquido flui então pelos túbulos e dutos coletores para a pelve renal. Em cada parte do túbulo são absorvidos água e eletrólitos em diferentes quantidades, de modo que na pelve renal chega somente de 0,5% a 1% do FGR, o que corresponde a 0,9 L até 1,8 L, que então são eliminados como urina.

Os diuréticos causam redução da reabsorção tubular de sal nos rins, principalmente sódio, e portanto também de água, ocasionando assim maior formação de urina e uma drenagem de todo o corpo e, portanto, também do interstício. Os diuréticos podem desse modo retirar sal e água do interstício, mas as proteínas não são eliminadas. Por esse motivo, diuréticos só são significativos em edemas pobres em proteína, fundamentalmente formas edematosas com tendência à generalização, como edemas renais e cardíacos. Os outros edemas ou são ricos em proteínas (como linfedemas) ou são pobres em proteínas, porém localizados (como o fleboedema).

Assim sendo, os diuréticos não agem efetivamente em edemas ricos em proteínas, pois não podem retirar as proteínas do interstício. Com a retirada de água, sobe o conteúdo proteico do líquido intersticial ainda mais, e com isso a força oncótica dessa proteína tecidual, de modo que a água dos vasos sanguíneos, quando cessa o efeito do diurético, volta a fluir no interstício imediata e mais intensamente.

Em edemas localizados, pobres em proteínas, como no fleboedema, ocorrem, por meio de diuréticos, o descongestionamento da região edemaciada e uma drenagem indesejada do restante do organismo não edematoso, podendo haver efeitos colaterais.

Indicações de terapia medicamentosa e terapia para o edema

As indicações de terapia medicamentosa ou terapia para o edema são descritas a seguir. As principais indicações para diuréticos são:

- insuficiências cardíacas graves;
- hipertonia em idosos (não para jovens);
- ascite em cirrose do fígado;
- insuficiência renal;
- sintomática de edema hipoproteinêmico.

Os diuréticos podem ser divididos pelo local de ação no processo do néfron ou pela duração do efeito.

O local de ação dos diversos diuréticos no processo do néfron é descrito na tabela 4. Em casos de resistência a diuréticos, pode-se experimentar uma terapia combinada de diuréticos com local de ação em diferentes pontos do processo do néfron, o que é denominado bloqueio nefrótico sequencial. Em casos de pacientes que não respondem aos diuréticos orais, deve-se levar em consideração a via parenteral, de preferência como infusão. Tem sido comprovada particularmente a combinação de tiazídicos e diuréticos de alça, eventualmente combinados com acetazolamida. Na hipocalemia pode ser necessária a administração permanente de anticaliuréticos.

Segundo a duração de seu efeito, os diuréticos se dividem em:

- substâncias de efeito curto: de menos de seis horas de duração;
- substâncias de efeito médio: de seis a 24 horas de duração;
- substâncias de efeito longo: com mais de 24 horas de duração.

Os diuréticos de efeito curto só são indicados em edemas pulmonares (devido ao início rápido do efeito) e insuficiência renal (nesse caso, os outros não funcionam). Nos outros edemas, os diuréticos levam a perda muito acentuada e rápida de líquidos, com hipovolemia e, consequentemente, fortes sintomas circulatórios. A dose total deve, portanto, ser dividida em quatro doses diárias.

Os diuréticos de efeito médio são os mais indicados para a maioria dos tipos de edemas, pois são, uma ou duas vezes ao dia, de fácil controle e possuem os menores efeitos colaterais sobre a circulação.

Os diuréticos de efeito longo são de difícil controle, de modo que há o risco de uma superdose, razão pela qual eles não são receitados com frequência.

Os diuréticos descritos na tabela 4 são medicamentos que causam acentuada eliminação de eletrólitos, e com isso também de potássio e magnésio. Tal eliminação é responsável por muitos efeitos colaterais. Devido aos perigos da hipovolemia, aconselha-se administrá-los em combinação com um diurético retentor de potássio, por exemplo, os antagonistas de aldosterona, espironolactona ou os pseudoantagonistas da aldosterona, amilorida e triantereno. Amilorida e triantereno inibem os canais de potássio nos dutos coletores, através dos quais, por efeito da aldosterona, o potássio é absorvido. Em combinação com um diurético de efeito médio, esses diuréticos retentores de potássio levam a uma transposição eletrolítica mínima ou nula, e com isso a menores efeitos colaterais.

Tabela 4 Tabela de medicações diuréticas

Diuréticos	Substância	Nome comercial	Meia-vida	Dosagem diária oral (mg)
Ação curta	Furosemida	Lasix®	1	20-80 (-1.000)
	Piretanida	Arelix®	1,5	3-6 (-30)
	Bumetanida	Burinex®	1-1,5	1-5 (-15)
	Ácido etacrínico	Hydromedin® (IV)	2,5	50-100
Ação intermediária	Torasemida	Torem®	3-4	10-50 (-200)
	Butizida	Somente em preparações combinadas Aldactone® 50-Saltucin)	4	2,5-10
	Acetazolamida	Diamox®	4	250-500 (-1.000)
	Xipamida	Aquaphor®	6	10-20 (-40)
	Hidroclorotiazida	Esidrix®	7	12,5-50 (-100)
	Metolazona	Zaroxolyn®	8-10	2,5-10 (-20)
Ação longa	Indapamida	Natrilix®	16	2,5-5
	Clortalidona	Hygroton®	50	12,5-25 (-100)
Anticaliuréticos	Espironolactona	Aldactone®	1,3	50-100 (-200)
			Metabólitos: 3-18	
	Amilorida	Somente em preparações combinadas	6-9	2,5-10
	Triamtereno	Somente em preparações combinadas	4-7	50-100

Os edemas ricos em proteínas e os edemas localizados pobres em proteínas só são tratados sem efeitos colaterais com a terapia do edema segundo Asdonk, formada pelos seguintes componentes:

- DLM de Vodder;
- manipulação do edema;
- terapia de compressão.

Por meio dessa combinação de tratamentos, podem-se melhorar o fluxo linfático e a retirada de proteínas do plasma, aumentando a absorção do líquido intersticial nos linfáticos iniciais e sanguíneos.

A quantidade de água ingerida diariamente deve ser normal na maioria dos edemas, ou seja, de acordo com a sensação de sede. A quantidade de água deve ser reduzida em edemas pobres em proteínas, os quais tendem a se generalizar. A quantidade de água deve ser aumentada em insuficiência renal crônica, em casos de cálculos renais ou de bexiga e em tendências a infecções do canal urinário.

Subdivisão linfológica dos edemas

Em conformidade com os fundamentos da terapia do edema descritos anteriormente, podem-se dividir os edemas conhecidos pelo aspecto linfológico nos seguintes grupos:

- Grupo 1, em que se encontram edemas para os quais a fisioterapia é a única ou uma parte realmente essencial dos componentes terapêuticos.
- Grupo 2, que contém os edemas que precisam ser submetidos a uma terapia medicamentosa de base. Esses edemas podem, porém, ser adicionalmente tratados com fisioterapia se não responderem suficientemente à terapia de base.
- Grupo 3, edemas com indicações para terapia somente medicamentosa, dietética ou cirúrgica.

Diferenciação do edema pela localização

Assim como alguns tipos de edema só surgem em forma simétrica, outros podem surgir uni ou bilaterais e simétricos ou assimétricos; para essas características é apresentado um critério de diferenciação (tabela 5).

NOTA: Normalmente, os edemas que sempre surgem bilaterais e simétricos podem tornar-se também assimétricos mediante combinação com outros edemas.

Tabela 5 Diferenciação dos edemas pela localização

Edemas unilaterais ou bilaterais (simétricos ou assimétricos)	Edemas somente bilaterais e simétricos
Linfedema	Lipoedema
Flebodema	Edema idiopático
Edema traumático	Edema induzido por diurético
Edema por inatividade	Edema ortostático
Edema isquiático	Edema cardiogênico
Edema inflamatório	Edema da gravidez
Edema alérgico	Edema renal
Edema tóxico	Edema hepatogênico
Fleboedema	Edema hipoproteinêmico
Edema vasovegetativo	Edema endócrino
	Edema causado por medicamentos
	Edema condicionado à dieta
	Edema de altitude

Tabela 6 Subdivisão linfológica dos edemas

	Grupo 1	Grupo 2	Grupo 3
Edemas	Edema linfático Fleboedema Lipoedema Edema ortostático Edema idiopático Edema induzido por diurético Edema traumático Edema vasovegetativo Edema por inatividade Edema isquiático Edema inflamatório crônico	Edema patológico da gravidez Edema hipoproteinêmico	Edema por insuficiência renal Edema cardiogênico Edema inflamatório por microrganismos Edema alérgico agudo Edema tóxico Edema endócrino Edema provocado por medicamentos Edema condicionado à dieta Fleboedema Edema de altitude

Indicações de terapia medicamentosa e terapia para o edema

Terapia medicamentosa para o edema

Edemas pobres em proteínas, que tendem a se generalizar:

- edema cardiogênico;
- edema hipoproteinêmico;
- edema hepático;
- edema patológico de gravidez;
- edema renal;
- edema causado por medicamentos;
- edema condicionado à dieta;
- edema endócrino.

Terapia do edema

Edemas ricos em proteínas e edemas localizados pobres em proteínas:

- edema linfático;
- fleboedema;
- lipoedema;
- edema ortostático;
- edema idiopático;
- edema traumático;
- edema vasovegetativo;
- edema por inatividade;
- edema isquiático;
- edema inflamatório crônico.

TRATAMENTO DOS LINFEDEMAS PELA TERAPIA FÍSICA COMPLEXA (TFC)

O linfedema constitui em si mesmo uma verdadeira doença, diferentemente das outras classes de edemas, que são menos agressivos, como edemas por consequência de diferentes tipos de doenças (coração, rins, etc.). Na Alemanha, país onde mais se avançou no tratamento por meio de terapias antilinfedemas, se impôs com a passagem dos anos o que foi definida como Terapia Física Complexa (TFC), que pode traduzir-se como "tratamento físico e terapêutico complexo (multifatorial) de descongestionamento".

Com ele conseguimos um tratamento causal dos linfedemas e não meramente sintomático, como em um primeiro momento se poderia supor, porque com a TFC, entre cujos componentes se destaca a drenagem linfática manual (DLM), conseguimos reaver funcional e suficientemente uma circulação linfática que era até então insuficiente, isto é, incapaz de transportar a carga linfática normal que se produzia nos tecidos e que portanto estavam edematizados. Fundamentalmente, com a DLM se consegue aumentar a capacidade de transporte da via linfática, o qual é suficiente na maioria dos casos para resolver o linfedema com sucesso, podendo-se esvaziar a região tratada de forma progressiva em praticamente sua totalidade; resultados esses cuja consecução e manutenção são favorecidas também pelo restante das medidas que conformam a TFC.

O linfedema se caracteriza por apresentar um notável acúmulo de proteínas plasmáticas no espaço ou meio intersticial. À parte, claro, está uma grande quantidade de água, por isso se cataloga como edema hiperproteico, diferentemente de outros edemas, por exemplo, os de origem cardíaca ou renal, que apresentam uma concentração de proteínas muito mais baixa (edemas hipoproteicos).

Os diuréticos são produtos farmacêuticos que produzem quantidade maior de urina. Em muitos edemas, o médico costuma prescrever diuréticos para que os pacientes eliminem maior quantidade de água de seu corpo, quando esta se acumula. Nos linfedemas os diuréticos não têm nenhuma utilidade, já que não eliminam as proteínas acumuladas. Como as proteínas atraem água para si e a água se acha em abundância no meio intersticial, o linfedema não só acaba não se resolvendo nunca, como até mesmo piora o estado do paciente. Por outro lado, com a DLM eliminam-se as proteínas que sobrecarregam o meio intersticial, já que se ativa de modo manual justamente a via linfática, que é sua única via possível de saída.

Com todas as medidas que constituem a TFC podem-se obter resultados excelentes, inclusive em linfedemas de grande magnitude (elefantíases), sempre que existam, claro, vasos linfáticos em bom estado de funcionamento na zona afetada, isto é, que a drenagem da linfa que circula por eles não se encontre totalmente interrompida.

Até pouco tempo atrás, a maioria dos linfoterapeutas tratava os linfedemas quase unicamente com a DLM, conseguindo também assim bons resultados. Não obstante, ante grandes linfedemas instalados há bastante tempo, a pele e sobretudo as fibras elásticas do tecido conjuntivo subjacente se estiraram tanto que, se não se utilizam outros tipos de medidas complementares, como podem ser as bandagens compressivas; os bons resultados obtidos com a DLM não se mantêm muito tempo.

Não se pode esquecer que o linfedema constitui uma doença crônica e como tal precisa da aplicação de medidas de manutenção, uma vez que se conseguiu desinchá-lo. Assim, considera-se que existem duas fases na aplicação da TFC:

1ª fase (ou fase de esvaziamento intensivo)

Duração do tratamento: três a quatro semanas.

Frequência das sessões: uma ou duas vezes por dia, segundo a magnitude do linfedema.

Composta de:

- DLM: base fundamental da TFC, já que se consegue um deslocamento manual do edema e um aumento da motricidade (automatismo) dos linfangions.
- Tratamento compressivo (bandagens especiais de tração curta).
- Cinesioterapia (exercícios físicos adequados para favorecer a drenagem da linfa) e terapia postural.
- Cuidados com a pele (máxima higiene, atenção especial para evitar qualquer tipo de ferida ou lesão, pomada para promover um manto ácido protetor).
- Amolecimento dos nódulos fibrosos, caso existam (essas proliferações de tecido conjuntivo recebem uma massagem especial com as polpas dos dedos, que nada tem que ver com as manipulações da DLM. Ao amolecer e conforme o edema vai sendo absorvido, os macrófagos atuam melhor sobre essas proliferações, que, com o tempo, pouco a pouco, as vão fazendo desaparecer.

2ª fase (ou fase de manutenção e conservação dos resultados obtidos na 1ª fase)

Duração: meses ou anos, já que os linfedemas são doenças crônicas na sua maioria.

Frequência: dois a três tratamentos por semana.

Composta de:

- Controles periódicos (medindo o perímetro das extremidades afetadas em vários níveis, a cada 4 cm).
- Se as medidas de manutenção forem seguidas à risca, só ocasionalmente será necessário fazer uma nova série de sessões de DLM.
- Tratamento compressivo (meias e/ou bandagens compressivas adequadas).
- Cuidados com a pele.
- Cinesioterapia e terapia postural tal como expostas na 1ª fase.

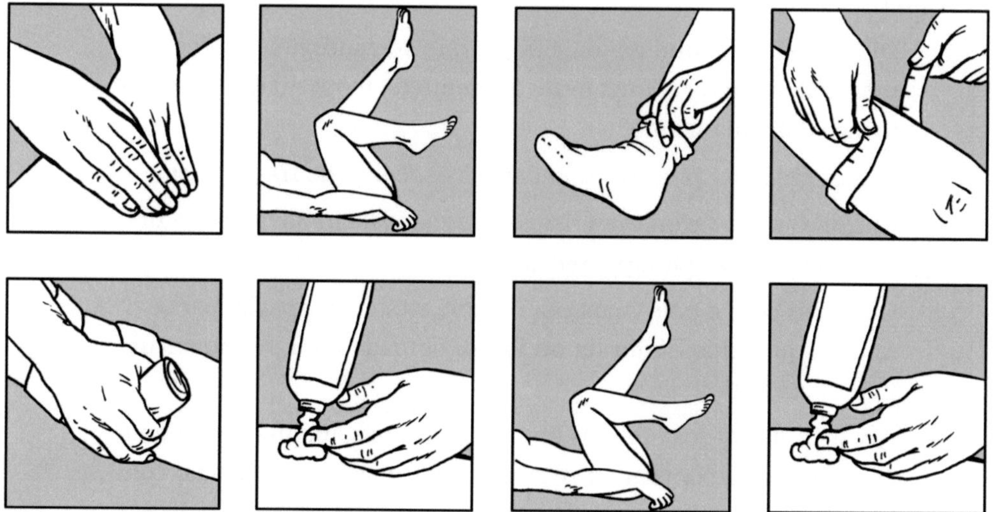

1 As duas fases da TFC: a primeira de esvaziamento intensivo e a segunda de manutenção.

A principal medida que permite esvaziar um linfedema é a DLM. Se a retenção de líquidos alcançou um volume notável, antes da drenagem manual através das vias ainda livres ou em bom estado (anastomoses que atravessam as divisórias linfáticas), deve-se ativar previamente a drenagem dos quadrantes linfáticos vizinhos sãos, pois com isso, segundo se comprovou, se exerce uma espécie de efeito "succionante" sobre o quadrante afetado, o qual logicamente irá contribuir para um melhor esvaziamento do lindedema. Posteriormente empurra-se o linfedema para os quadrantes vizinhos "sãos", previamente drenados.

Sabemos da importância da dieta no tratamento de base de muitas doenças. Os pacientes com linfedema deveriam restringir o consumo de sal às necessidades mínimas diárias (aproximadamente 2 g). Se além disso é obeso, é preciso seguir uma dieta pobre em calorias e abundante em vegetais crus (frutas, hortaliças) e verduras, já que o excesso de peso pode agravar o linfedema já instaurado. Por outro lado, não é conveniente que o paciente siga uma dieta pobre ou deficitária em proteínas, nem que se abstenha de beber líquidos se tiver sede: isso traria mais prejuízos que benefícios.

DLM aplicada a estética

A DLM é muito apreciada no campo estético por ser uma metodologia que ajuda a manter o equilíbrio dos líquidos orgânicos, que se renovam constantemente. Isso dá lugar a uma nutrição celular melhor e ajuda na regeneração dos tecidos. É aplicada indistintamente em tratamentos faciais e corporais, podendo ser utilizada como tratamento único, ou em combinação com a grande variedade de tratamentos cosméticos, em cujo caso se potencializa sua ação. Utiliza-se a DLM em casos de:

- Rosácea, telangiectasias e couperose: faz desaparecer as vermelhidões faciais e o edema localizado, regenerando e atenuando os transtornos dérmicos.
- Acne: o tratamento cosmetológico da acne comporta o uso de substâncias e limpezas que podem resultar em irritações e edemaciar os tecidos afetados. Esses procedimentos são necessários para sua solução, mas por sua vez têm um efeito secundário de vasodilatação na derme. Em tais circunstâncias, com seu efeito drenante, sedativo e reequilibrante da pele, a DLM contribuirá para acelerar o processo curativo, potencializando o tratamento estético.
- Flacidez, rugas faciais, prevenção de sulcos, limpezas de pele, e em geral em todos os tratamentos estéticos que requerem uma regeneração celular, sem esquecer a importância da positiva ação que exerce sobre as fibras elásticas dos tecidos.

- Em tratamentos pós-cirúrgicos de cirurgia estética e plástica, *lifting*, rinoplastias, lipoaspiração, mamoplastias, reconstrução em caso de acidentados, etc. Acelera o desaparecimento do edema e hematoma pós-cirúrgico, permitindo que o tecido recupere em menor tempo seu equilíbrio fisiológico, facilitando melhor cicatrização tanto interna como externa. Nesses casos a suavidade da drenagem será maior, podendo ser aplicada logo em seguida ou poucos dias depois da intervenção. Não obstante, será o cirurgião quem decidirá quando iniciar o tratamento.

A aplicação da DLM antes da intervenção cirúrgica melhorará a circulação local do tecido, produzindo melhoria do estado fisiológico em que se encontra, dotando-o de uma condição ótima para a recuperação pós-operatória.

Destacam em importância os resultados obtidos no tratamento da paniculopatia-edemato-fibroesclerótica (a "celulite"), já que consegue eliminar o edema subcutâneo, permite o amolecimento de nódulos fibróticos e intervém na eliminação de células adiposas, graças à estimulação da função linfática (ver item "Celulite", p. 205).

Como tratamento complementar da intradermoterapia, favorece a melhor assimilação por parte dos tecidos das substâncias químicas lipolíticas infiltradas, evita a formação de hematomas e potencializa a eliminação de produtos tóxicos procedentes do metabolismo celular.

Como terapia coadjuvante em tratamentos dietéticos, intervém na eliminação de líquidos e macromoléculas de gordura, estimulando a diurese e reduzindo o estado de ansiedade pelo seu efeito relaxante, regulando o trânsito intestinal e ajudando na desintoxicação do organismo.

Nas alterações hemodinâmicas das extremidades inferiores, como retenção de líquidos, pernas cansadas, varizes leves, edemas de estases em gestantes, favorece a circulação venosa e aumenta o retorno linfático, ao estimular o automatismo dos linfangions.

A DLM está indicada em todos os tratamentos de beleza, já que, como técnica desintoxicante e reequilibrante, prepara o tecido potencializando qualquer terapia estética. Pode aplicar-se antes e depois do tratamento, dependendo da finalidade deste.

Aplicação da DLM nos tratamentos estéticos

A frequência de aplicação da DLM nos tratamentos estéticos faciais e corporais pode variar dependendo do modo de aplicação – como técnica única ou em combinação.

- Como técnica única é aconselhável começar com sessões frequentes, para ir espaçando à medida que o problema melhore. Durante a fase de manutenção, podemos passar para uma sessão por semana ou a cada quinze dias, dependendo do critério do profissional.
- Como técnica em combinação, cada vez que realizamos o tratamento cosmetológico.

A DLM na aplicação de tratamentos faciais deve ser realizada com a pele limpa, livre de maquiagem.

Nesses casos sempre se trabalha pescoço completo e rosto. Acrescentam-se movimentos nos seguintes tratamentos:

- antirrugas do contorno de olhos: especiais olhos;
- acne: especial intrabucal;
- pós-cirurgia estética: especiais olhos ou nariz, segundo a zona operada.

Em todos os casos, depois dos primeiros tratamentos e sempre que não produza dor, incluímos o especial intrabucal.

Nesses casos é necessário trabalhar insistentemente, com muitas repetições, todas as sequências.

Tabela 7 Tratamentos estéticos faciais

Limpeza de pele	Depois das extrações.
Couperose	Antes da aplicação do cosmético de tratamento.
Desincrustação	Depois de realizada.
Ionização	Antes de ionizar a substância.
Eletrolifting	Antes de sua realização.

(cont.)

Antirrugas e flacidez	Depois do *peeling*. Substitui a massagem tracidional.
Acne (em todas suas formas)	Depois das extrações, assepsia química e alta frequência. Antes da máscara.
Peles lipídicas	Antes da máscara.
Peles secas, alípicas ou desidratadas	Antes da hidratação ou da técnica de nutrição.
Pós-cirurgia estética	Assim que o cirurgião liberar. Entre doze e vinte sessões.

Tabela 8 Tratamentos estéticos corporais

Tratamento	Região	Frequência
Flacidez	Áreas regionais onde exista.	Uma a duas vezes por semana.
Celulite	Ver item "Celulite", p. 205.	Ver item "Celulite", p. 205.
Gestação	Extremidade inferior anterior.	Duas vezes por semana.
Pós-cirurgia vascular	Abdome, pernas anterior e posterior.	Uma a duas vezes por semana.
Pós-lipoaspiração	Todas as regiões operadas.	1ª semana – diária 2ª semana – três vezes Depois: duas vezes por semana, entre doze e vinte sessões.
Ginástica passiva	Na região tratada.	Depois de cada sessão.
Ionização corporal	Na região tratada.	Antes de cada sessão.
Pressoterapia	Pescoço. Estímulo dos gânglios abdominais e inguinais.	Antes de aplicar as botas de pressoterapia.
Intradermoterapia	Na região infiltrada.	Antes de infiltrar. Depois de 24 horas da infiltração.
Termoterapia	Todas as regiões tratadas.	Depois de aplicado o calor.
Crioterapia	Região tratada.	Antes de cada tratamento.
Pós-cirurgia estética	Região operada.	Seguir orientação do cirurgião.
Vibração mecânica; ventosas	Todas as regiões tratadas.	Depois da aplicação.
Estrias	Onde se apresentem.	Somente preventivo. Indicada na puberdade – duas vezes por semana.

Celulite

Existem diferentes termos que se utilizam para diferenciar as alterações do tecido gorduroso. Uma forma localizada de hipertrofia das células de gordura, patologicamente não alterada, se denomina adiposidade localizada. O termo lipodistrofia pode ser utilizado para descrever uma atrofia de gordura e uma hipertrofia. Recentemente, com base em estudos realizados sobre tecidos obtidos por lipoaspiração, propôs-se o nome de paniculopatia edemato-fibroesclerótica, definindo com isso uma doença do tecido gorduroso, que se desenvolve principalmente em mulheres com sintomas clínicos de estase venosa das extremidades inferiores, acompanhada de transtornos do tecido gorduroso. De qualquer maneira, seja qual for seu nome, todos a conhecem como *celulite.*

O processo da paniculose se desenvolve em diferentes períodos.

- Em uma primeira etapa, aparece uma adiposidade localizada à qual se soma um processo patológico, consistente em uma alteração da distribuição regular dos capilares sanguíneos e vênulas, que se encontram ao redor das células de gordura. Isso dá lugar à formação de microaneurismas e surge, como consequência, uma estase venosa. Tais mudanças comportam uma variação da permeabilidade capilar, aumentando a filtragem para o tecido. Origina-se assim o lipedema, que é o primeiro sinal patológico de uma paniculopatia.
- O segundo passo se desenvolve a partir da fase de lipedema. A paciente se vê afligida de episódios de peso nas pernas e tornozelos, edema da pele, inchaço dos joelhos e coxas, depois dos quais aparece uma lipoesclerose ou endurecimento dos lóbulos de gordura, e uma fibroesclerose ou endurecimento das fibras colágenas e elásticas dos tecidos, com endurecimento dos vasos sanguíneos, que dão lugar à aparição de processos de isquemia localizados. Essa situação afeta os canais pré-linfáticos, os capilares e os vasos linfáticos, ficando afetado o transporte da linfa.
- A última etapa evolui com o aparecimento de rugosidade da pele ou *pele de casca de laranja*, áreas de hipotermia localizadas, junto com áreas de hipertermia por inflamação, palpação de grânulos até nas camadas mais profundas, nódulos subcutâneos dolorosos,

localizados principalmente nas regiões das coxas, do joelho, na região trocantérea e a aparição de telangiectasias, que avaliam a severidade da paniculopatia.

Várias são as condições que afetam os tecidos adiposos, entre as quais encontramos: fatores dietéticos, endócrinos e genéticos, de um modo geral associados com obesidade ou simplesmente com um sobrepeso, afetando principalmente as mulheres.

Sequência a seguir no tratamento da celulite

Em decúbito dorsal

Tratamento do pescoço

- Depois das primeiras sessões, podemos minimizar a sequência do pescoço.

Tratamento do abdome

- Em prisão de ventre se trabalhará abdome completo.
- Caso contrário, só se trabalhará o esvaziamento dos gânglios abdominais (ilíacos primários e abdominoaórticos).
- Respirações conforme tratamento abdominal profundo.

Tratamento da extremidade inferior, zona anterior

- Inicia-se o tratamento da perna com o esvaziamento ganglionar inguinal superficial externo e interno.
- Trabalha-se a coxa segundo a sequência básica.
- Podem ser acrescentadas várias linhas de movimentos para cobri-la totalmente.
- Adaptar movimentos sempre em direção inguinal.
- Movimento antiedema (Asdonk) para finalizar o trabalho da coxa.
- Se o joelho apresenta problema, insiste-se nos movimentos.
- A perna é trabalhada com a sequência básica, acrescentando movimentos segundo cada caso.
- Caso haja retenções no tornozelo, bombeia-se com uma mão sobre a zona e realiza-se uma leve mobilização com a outra.

- Finaliza-se com *effleurage* ou com o movimento antiedema, partindo-se dos joelhos até a região inguinal.

Em decúbito ventral

Tratamento da zona lombar

- Insistir nos movimentos rotatórios e grandes círculos do glúteo.

Tratamento da extremidade inferior, zona posterior

- Acrescentar mais linhas de tratamento sobre a coxa.
- Adaptar movimentos segundo necessidades.
- Movimento especial antiedema, sempre em direção à virilha.
- A zona poplítea e a perna devem se trabalhadas com a sequência básica (acrescentar movimentos se for necessário).

Em decúbito lateral – A zona afetada, chamada "culote", fica totalmente à vista nessa posição. Pode-se trabalhar assim sobre toda a lateral celulítica.

Tratamento sobre a zona trocantérea, "culote" – O terapeuta se situa atrás da zona dorsal do paciente. Cobre-se todo o glúteo e a coxa com os seguintes movimentos:

- Rotatórios (giros) alternados desde a zona sacral.
- Círculos fixos.
- Círculos fixos avançando.

O terapeuta muda de lado. Seguindo o tendão tensor da fascia ampla, desde o joelho em direção à virilha, aplicar:

- Bombeamentos alternadamente.
- Rotatórios alternados.
- Círculos fixos.
- Círculos fixos avançando.
- Bombeamento alternadamente combinado com rotatório.

- Combinação de rotatórios alternados que finalizam com círculos avançando.
- Movimento antiedema.

Em decúbito lateral, do outro lado – trabalham-se todos os movimentos sobre o "culote" do outro lado.

Tratamento anticelulítico combinado com outras técnicas

Este é o tratamento especial, só com DLM, mas pode ser combinado com outras técnicas para potencializar seus resultados.

Tabela 9 Tratamento anticelulítico combinado com outras técnicas

DLM combinada com	Forma de aplicação
Tratamentos cosmetológicos	O fabricante de cosméticos já indica a forma idônea de sua utilização. Vale lembrar: substâncias hiperemiantes – DLM sempre depois; substâncias normais – DLM sempre antes; substâncias vasoconstritoras (frio) – DLM antes.
Massagem manual	Não se realizam na mesma sessão.
Reflexologia podal	Ajudará especialmente nos casos de prisão de ventre, reforçando a ação da DLM.
Hidroterapia	Aplicação de calor: sempre antes da DLM; Aplicação de frio: sempre depois da DLM.
Massagem com ventosas	Por causa da grande reação hiperêmica que provoca, sempre se aplica antes da DLM. Ela será realizada até reduzir a hiperemia produzida.
Parafangos, parafinas e algas	Sempre depois que forem retirados da pele. Se for um cosmético que contém algas, realizar a DLM antes de aplicar o produto.
Mesoterapia	Pode-se aplicar antes para preparar a zona, e depois de 24 horas, para ajudar a eliminar as substâncias resultantes como consequência da infiltração.

(cont.)

DLM combinada com	Forma de aplicação
Ginástica passiva	Drenagem sempre depois.
Ionização	DLM antes de ionizar, já que se eliminariam as substâncias introduzidas.
Vibradores	DLM depois da aplicação.
Eletrolipólise	DLM depois, potencializando muito sua ação.
Pressoterapia	Como complemento do tratamento básico da celulite, seja mediante a aplicação de ataduras elásticas ou a utilização de faixas exclusivas para isso, disponíveis no mercado.
Pressoterapia mecânica (sequencial)	Esvaziar as zonas ganglionares proximais antes de sua aplicação.
Lipoaspiração	Complemento básico na terapia de recuperação pós-operatória.

Normas para as classes de compressão

Aparelhos de compressão

A prescrição de aparelhos de compressão deve atender a alguns critérios e exigências:

- A eficácia no paciente, anteriormente comprovada pelo médico.
- O domínio do funcionamento do aparelho pelo paciente.
- Existir um controle médico da terapia.
- Ser assegurada a utilização combinada de meias e aparelhos de compressão.

O aparelho de compressão deve ser, se possível, prescrito para uso doméstico, pois o paciente poderá usá-lo diariamente, uma a duas vezes, por trinta a sessenta minutos cada vez. O uso de um aparelho de compressão em clínica só é recomendável em terapias de curta duração.

A combinação de bandagens e aparelhos de compressão só é recomendável no tratamento de um edema linfático tratado com paciente internado.

Tipos de aparelhos de compressão

Os aparelhos de compressão intermitente estão disponíveis em uma, duas, seis ou doze câmaras. Nos aparelhos de uma câmara, as braçadeiras são formadas por uma câmara de ar, de modo que em toda a extensão do membro predomina a mesma pressão. Isso não é tão favorável, pois na raiz do membro deve haver uma pressão menor do que na região distal, para garantir o fluxo linfático. Por isso, os aparelhos de uma câmara só são utilizados em edemas venosos e, em função de seu pequeno tamanho, são ideal para viagens. Em aparelhos com mais câmaras, os melhores são aqueles que proporcionam uma queda de pressão da região distal para a proximal – o gradiente de pressão deve cair de 100% para 60%. São principalmente favoráveis os aparelhos com seis a doze câmaras, em que, à semelhança de uma onda avançando, elas se encham uma após a outra, da mais periférica para a mais central, imitando desse modo o fluxo linfático fisiológico. Quanto mais câmaras um aparelho possuir, maior e mais caro ele se torna. Além das braçadeiras para membros superiores e as botas para os membros inferiores, há também botas para os quadris, tanto individuais como combinadas com os dos membros inferiores, como a calça de compressão, especialmente favorável em casos de lipoedemas, em que frequentemente os quadris e as nádegas estão também afetados e precisam ser igualmente comprimidos.

Os aparelhos diferenciam-se, além disso, pela duração do processo de enchimento, da fase de pressão e do intervalo entre essas fases. A duração da fase de pressão precisa ocorrer com comando, pois depende da largura do punho. Assim, o processo de enchimento leva um tempo diferenciado: com uma braçadeira mais larga, o efeito de pressão sobre o edema seria muito curto. Entretanto, não há nenhum conhecimento sobre qual seria a duração ideal da utilização, da pressão e dos intervalos. Pela experiência, são consideradas favoráveis as pressões de compressão de 30 mmHg a 50 mmHg, para linfedemas dos membros superiores, e 50 mmHg a 90 mmHg para linfedemas dos membros inferiores. Na paralisia, a pressão deve ser somente de 20 mmHg a 30 mmHg.

Indicações de aparelhos de compressão

Aparelhos de compressão são indicados principalmente para linfedemas de grau grave, fleboedemas (também com úlcera varicosa) e lipoedemas.

Nos linfedemas, os aparelhos de compressão não devem ser utilizados sem o tratamento com DLM, pois pode haver acentuado acúmulo de proteínas na raiz dos membros com fibrose proteica circular, piorando o fluxo linfático. Por esse motivo, em linfedemas o tratamento de compressão por meias e aparelhos de compressão intermitente deve ser ainda complementado por DLM, que deve se concentrar principalmente no tratamento de evacuação. Um tratamento simultâneo não significa necessariamente uma combinação de DLM com aparelhos de compressão ao mesmo tempo. No uso diário de aparelhos de compressão é, por exemplo, suficiente o tratamento de DLM uma ou duas vezes por semana. Teoricamente, deveria ser mais favorável a liberação do fluxo linfático pela DLM antes do tratamento com o aparelho de compressão. Não há, porém, nenhum conhecimento seguro sobre se isso é realmente assim, ou se um tratamento com DLM após o uso do aparelho de compressão seria igualmente eficaz. Se as mãos ou pés não puderem ser também tratados no aparelho de compressão, devem ser enfaixados antes para que não venham a inchar. Se juntamente com os linfedemas de membros inferiores há também um linfedema de parede abdominal, a utilização da bota de compressão pode gerar um aumento do edema na região genital, pois o fluxo compensatório da parede abdominal pode estar limitado.

Tem se demonstrado que, por meio de tratamento regular com aparelhos de compressão, a frequência de tratamentos com DLM pode ser reduzida. Em lipoedemas, um aparelho de compressão pode substituir a terapia DLM.

Aparelhos de compressão são ineficazes em linfedemas que atinjam somente pé e dedos.

Tratamento com aparelho de compressão é desnecessário em edemas ortostáticos, idiopáticos e induzidos por diuréticos, pois nesses casos as meias de compressão juntamente com a terapia DLM são suficientes.

Contraindicações de aparelhos de compressão

Os aparelhos de compressão são contraindicados em:

- ocorrência de dores devido ao tratamento, por exemplo, em artrose retropatelar;
- inflamações agudas, por exemplo, erisipela;
- eczemas cutâneos (risco de erisipela);
- trombose aguda;
- flebite aguda;
- edema de Sudeck doloroso;
- edema isquêmico;
- edema cardíaco;
- edema por doenças de órgãos internos ou endócrinos;
- tumor maligno único em um membro ou raiz de membro.

Os aparelhos de compressão devem ser usados com cuidado em:

- erisipela recidivante;
- ferimentos cutâneos;
- edema traumático;
- edema de gravidez;
- flebite recidivante;
- hipertonia;
- esclerose coronária.

A classificação dos diversos edemas nas classes de compressão é descrita na tabela 10.

Tabela 10 Divisão das meias de compressão por classes de compressão

Meias ou braçadeiras de compressão	Edema
Classe de compressão 1	Edema de paralisia em paralisia total
	Edema isquêmico
	Síndrome de Sudeck

(cont.)

Meias ou braçadeiras de compressão	Edema
Classe de compressão 1	Linfedema em crianças pequenas Linfedema do membro superior em crianças Linfedema do membro superior (compressão noturna)
Classe de compressão 2	Linfedema do membro superior Linfedema do membro inferior em crianças e idosos Linfedema do membro inferior (compressão noturna) Lipoedema de membro superior e inferior Edema de paralisia em paralisia parcial Edema idiopático Edema ortostático Fleboedema
Classe de compressão 3	Linfedema do membro inferior em jovens e adultos Lipoedema do membro inferior em mulheres jovens
Classe de compressão 4	Linfedema grave do membro inferior em jovens
Compressão dupla	Linfedema do membro inferior com um volume de edema acima de 30% a 40%

Contraindicações, ações secundárias e medidas de precaução com a DLM

A técnica de DLM, assim como outras técnicas de massagem ou terapias manuais, está contraindicada em certas patologias/situações que o terapeuta deve saber.

Contraindicações absolutas

São todas as patologias ou situações onde não se pode aplicar a DLM:

- câncer;
- inflamações bacterianas ou virais e infecções agudas;
- tromboses, flebites e tromboflebites;

- filariose;
- tuberculose;
- crise asmática;
- toxoplasmose;
- erisipela;
- eczema agudo na região edemaciada;
- descompensação cardíaca: edema cardíaco;
- varizes tortuosas e com relevo.

Contraindicações parciais/relativas

- cânceres tratados;
- estados pré-cancerosos da pele, nevos;
- síndrome do seio carotídeo;
- pré-câncer de pele, nevos;
- inflamações crônicas;
- pós-trombose, pós-flebite, pós-flebotrombose;
- transtornos funcionais da tireoide;
- asma brônquica;
- hipotensão arterial;
- transtornos abdominais;
- insuficiência renal crônica.

Sobre as contraindicações de DLM

Recidiva de câncer – Em uma recidiva de tumor maligno local ou locorregional, a DLM poderia promover a disseminação das células tumorais no sangue pelos vasos linfáticos e, consequentemente, incentivar uma metástase distante. Deve-se primeiro, nessa constelação, realizar uma terapia de câncer, pois nessa fase pode ocorrer a cura completa da doença. A DLM só deve ser realizada após a retirada cirúrgica do tumor recidivante, depois da introdução da radiação ou quimioterapia.

A contraindicação se deve ao caso de tumores ativos, não tratados ou em tratamento. Apenas após tratamento clínico o médico do paciente poderá autorizar a drenagem linfática. Sem essa medida de segurança e a autorização do médico, o profissional não deverá realizar o procedimento.

Inflamações bacterianas ou virais agudas na região edemaciada – Em inflamações agudas, tanto da pele (na maioria, erisipela) como nos coletores linfáticos e linfonodos, não deve ser realizada a DLM, pois esta pode vir a disseminar as bactérias ou vírus por todo o corpo, causando assim a piora da enfermidade. Do mesmo modo, a colocação de bandagens em inflamações agudas não é indicada, pois pode levar a aumento dos sintomas. Nessa fase, além da terapia antibiótica obrigatória, os membros podem ser simplesmente elevados e resfriados com compressas de água fria. Após a diminuição da febre (sem antipiréticos, ou seja, medicamentos para baixar a febre), pode então se iniciar novamente a DLM, somente como tratamento de evacuação proximal da região de inflamação, para afastar as dores causadas pelos espasmos dos vasos e normalizar ou melhorar a drenagem. Nos dias subsequentes, as manobras podem ser lentamente estendidas até a região anteriormente inflamada, se isso não provocar dores. No início, após a diminuição das inflamações agudas, é possível também a compressão por bandagens somente por algumas horas, e esta deve ser imediatamente retirada se provocar sensação de calor, já que isso significa uma piora do edema. Geralmente, uma erisipela tratada com antibiótico já está livre de febre após três dias, e cinco ou sete dias depois é possível novamente a DLM e, então, quase sempre também o uso de meias de compressão.

Trombose aguda na região edemaciada – Quando se trabalha uma trombose profunda aguda com manobras mais fortes, pode-se induzir o desprendimento do trombo, que então pode migrar para o pulmão, como êmbolo, e lá provocar uma embolia, que pode ser mortal. Esse risco é consideravelmente menor em tromboses superficiais. Fundamentalmente, em casos de trombose aguda, deve-se fazer uma pausa na DLM de pelo menos quatro semanas, para aguardar uma organização (enraizamento) do trombo, que então deverá estar tão preso que não poderá mais se soltar com a terapia de drenagem linfática. A colocação de bandagens de compressão, ao contrário, é possível e até desejável em uma trombose aguda.

Em uma flebite superficial, como em qualquer inflamação aguda, é interrompida a DLM até que a inflamação tenha diminuído.

Filariose – Trata-se de um helminto (verme) transmitido pela picada de um inseto (pernilongo) e que vive quase exclusivamente em seres humanos. Os vermes enovelam-se no sistema linfático, o que ocasiona o congestionamento ou até mesmo a obstrução quase total da passagem da linfa. As manobras linfáticas podem ser não só inúteis como também agravar alguns casos, devido apenas à evolução patológica da enfermidade. Cabe ressaltar que em alguns casos de filariose o paciente tem de ser submetido a processo cirúrgico para desobstrução do trajeto.

Tuberculose – Enquanto estiver em período ativo, a DLM está contraindicada. Uma vez superado esse período, se o paciente estiver sob proteção de medicamentos tuberculoestáticos, pode-se aplicar DLM sob prescrição facultativa. É preciso se assegurar de que os gânglios da zona a ser tratada não tenham sido afetados pelo bacilo tuberculoso. Caso contrário, isso pode ativar a enfermidade.

Crise asmática – No momento da crise asmática, ou em um *status* asmático bronquial, se produz um broncoespasmo, que pode ser agravado com a aplicação da DLM, por ela potencializar a ação neurovegetativa parassimpática.

Toxoplasmose – No curso da toxoplasmose, os gânglios linfáticos costumam ser afetados, produzindo uma linfadenite. Em muitos casos, o tratamento médico não pode eliminar os germes responsáveis, estabecendo-se uma espécie de equilíbrio entre esses germes e os estados defensivos do organismo. Esse equilíbrio pode derivar para uma reativação se aplicamos DLM sobre os gânglios que estiverem afetados.

Erisipela – Trata-se de uma infecção de estreptococo e bacilococo, que se localiza no tecido celular subcutâneo e que apresenta sinais de inflamação. Os germes podem penetrar na pele através de pequenas feridas ou quando suas barreiras protetoras e seu manto ácido estão deteriorados, como ocorre nos edemas. Nos tecidos edematosos, as erisipelas se apresentam de maneira recidivante, na maioria das vezes sem febre ou com leves febrículas. Se essas infecções não são tratadas corretamente, sobrevém uma recaída com bastante frequência. Toda erisipela que se manifesta em um tecido edematoso prejudica a drenagem linfática da região, pois pela inflamação há reações de fibrose e obliteração dos vasos linfáticos.

Eczema agudo na região edemaciada – Em um eczema agudo alérgico de contato (eritema sem bordas bem definidas, úmido, com edema, pequenas bolhas, com eflorescência papulovesicular e com coceira), a DLM não deve ser realizada, pois isso faria o agente alergênico se disseminar pelo corpo, elevando o risco da erisipela, pela migração de bactérias através da pele já não mais intacta. Um tratamento de compressão normalmente também não é possível; só devem ser colocados curativos nas feridas.

Insuficiência cardíaca descompensada – Em insuficiência cardíaca simultaneamente descompensada, o tratamento de edemas de grau grave, tanto nos membros superiores como nos inferiores, pode, devido ao elevado fluxo de líquidos no sistema de vasos sanguíneos, levar à sobrecarga aguda do coração e, em consequência, a edema pulmonar, o que representa risco de vida. Por esse motivo, na insuficiência cardíaca grave não deve ser realizada nem a DLM nem o tratamento de compressão.

Somente quando, após uma terapia medicamentosa, a insuficiência cardíaca descompensada for novamente compensada é que o edema poderá ser tratado com a terapia de DLM. Entretanto, o tratamento de compressão deve ser realizado como precaução, com pouca pressão e apenas nos membros inferiores, nas pernas. Quando esse tratamento de compressão estiver sendo cardiologicamente bem suportado, a compressão poderá ser então aumentada progressivamente nas sessões subsequentes e estendida até as coxas.

NOTA: em pacientes com *doença cardiocoronária*, não devem ser colocadas bandagens muito apertadas, pois isso pode causar uma crise de angina.

Varizes tortuosas e com relevo – A dilatação das paredes das veias comporta uma mudança no fluxo laminar sanguíneo, que passa a ser turbulento, com o que se produz uma redução do fluxo do sangue, que favorece a agregação plaquetária e a formação de um trombo. Em princípio, ele ficará aderido às paredes dos vasos e pode ser dissolvido com os mecanismos anticoagulantes do organismo, ou com a administração de medicamentos. Manipulações de massagem poderiam fazer o trombo se desprender e passar à circulação geral, provocando uma embolia. Portanto, não devemos aplicar DLM na zona onde se apresentam as varizes, nem na zona que drena para elas.

Contraindicações relativas e medidas de precaução

Há certas doenças ou estados do paciente nos quais a DLM não deve ser aplicada ou requer certas precauções. Tudo depende da sintomatologia que a doença apresenta e os efeitos que a drenagem pode produzir.

Cânceres tratados – Desde que haja consentimento médico, assegurada a impossibilidade de recidivas.

Estados pré-cancerosos da pele, nevos – As zonas da pele onde se produzem alterações pré-cancerígenas e suas áreas imediatas de drenagem devem ser evitadas no tratamento com DLM. Esses estados podem evoluir facilmente a melanomas por irritação mecânica. Diante de qualquer mudança deve fazer-se um diagnóstico, e, caso proceda a suspeita, seguir um tratamento médico antes de continuar a aplicação de DLM.

Síndrome do seio carotídeo – Nesse caso, o pescoço não deve ser tratado, pois existe o risco de assistolia (parada cardíaca) por causa da pressão sobre o seio carotídeo. Naturalmente, nesse caso, um membro superior ou inferior poderá ser tratado se a região lateral do pescoço for excluída.

Inflamações crônicas – Quando o organismo pode defender-se de uma infecção com suas próprias forças ou com a ajuda de medicamentos (infecções crônicas, subagudas ou em fase de remissão), pode-se praticar

DLM. No entanto, é preciso que a febre e os sinais de inflamação local tenham desaparecido. Nesses casos devemos começar o tratamento com pequenas superfícies e em tempos curtos, a fim de evitar a aparição de reagudizações.

É preciso um cuidado especial com as erisipelas já instaladas, já que a DLM em zonas ou tecidos edematosos pode causar uma recidiva. A DLM pode vir a mobilizar germes patogênicos encapsulados nos tecidos, que sofrem a inflamação crônica e se transportam aos tecidos até então não afetados. Os pacientes com erisipela devem submeter-se a proteção antibiótica.

Para tratar um linfedema secundário de braço, o paciente não deve ter febre nem apresentar eritema local.

Em eczemas alérgicos e inflamatórios crônicos, é necessário aplicar a DLM em superfícies reduzidas para evitar uma reação alérgica ou inflamatória.

As inflamações crônicas dos tecidos de origem não infecciosa estão indicadas para a terapia com DLM, sendo conveniente aplicar antes calor local para produzir melhor irrigação dos tecidos afetados, que costumam estar deficientemente irrigados.

Depois de tromboses, flebites e tromboflebites – Sempre que não exista perigo de embolia, se poderá aplicar DLM, sob prescrição médica.

Transtornos funcionais da tireoide – Os pacientes com hipertireoidismo costumam não tolerar o tratamento do pescoço quando a pressão não é adequada. Observa-se um pequeno dermografismo positivo. As correntes ganglionares do pescoço não devem ser manipuladas, para que não haja maior produção de hormônio da tireoide. Quando o hipertireoidismo está tratado com medicamentos e a terapia com DLM está indicada por outras patologias, não trabalhamos na zona de "profundos", mas passamos sobre a região com uma pressão adequada, sempre e quando não se perceba desagradável. Além disso, não insistimos na repetição mais de três vezes da segunda corrente ganglionar, e começamos com tempos curtos de tratamento. Nos pacientes com alterações da tireoide que necessitam ser tratados com DLM por apresentar patologias linfáticas amplas, tais como um linfedema secundário, devemos nos assegurar de que o funcionamento da tireoide esteja controlado por medicamentos, além de levar em conta as precauções mencionadas anteriormente. Em pacientes com hipotireoidismo parcial com tratamento medicamentoso, as precauções são as mesmas. Naturalmente, no hipertireoidismo, um linfedema de membro superior ou membro inferior pode ser tratado, se a região anterior do pescoço for excluída.

Em caso de bócio, sobretudo endógeno, ao manipular a primeira e segunda corrente ganglionar do pescoço pode haver uma sensação desagradável.

Asma bronquial e bronquite asmática – O paciente asmático deve ser tratado fora dos períodos de crise. Os tratamentos devem começar com sessões curtas, em zonas pouco extensas, e nunca se manipulará a zona paraesternal. Isso evitará que se desencadeie uma fase aguda da doença, ao aumentar resposta neurovegetativa parassimpática pela aplicação da DLM. Essa norma deve ser respeitada no doente asmático, tanto para o tratamento de sua bronquite asmática como de outras patologias que apresente e que sejam suscetíveis à aplicação da DLM.

Hipotensão – As sessões de tratamento devem manter-se curtas no início e aumentar gradualmente o tempo. Os pacientes experimentam uma leve redução de pressão no início da terapia. Ao finalizar o tratamento, o paciente deve levantar-se lentamente e, se aparecerem sintomas de hipotensão, o terapeuta realiza exercícios ativos de tensão muscular com os braços e as mãos; esses exercícios proporcionam estímulos simpático-tônicos à circulação, produzindo um leve aumento da pressão sanguínea.

Transtornos do abdome – Os movimentos profundos do abdome são realizados para melhorar o fluxo linfático dos grupos ganglionares, dos coletores e troncos do sistema linfático, no nível da cavidade abdominal. São importantes no tratamento dos edemas extensos das extremidades inferiores, estando contraindicados em:

- menstruações em grande quantidade;
- durante a gravidez;

- em doenças ou estados inflamatórios intra-abdominais (dor, por exemplo), úlceras gastroduodenais, colite, pancreatite aguda, apendicite, prostatite, cistite, etc.;
- em demas secundários da extremidade inferior que tenham sido produzidos por grandes mudanças das estruturas linfáticas do abdome;
- prisão de ventre. Nesse caso devemos solucionar primeiro a prisão de ventre;
- trombose nas veias intra-abdominais;
- pós-cirúrgico ou pós-traumatismos de qualquer origem.

DLM

Indicações questionáveis de DLM

A reprodução dos resultados obtidos com a DLM, nos quadros clínicos claramente definidos e anteriormente descritos, é, sem equívocos, indicação para a DLM e a terapia do edema. No entanto, há também muitos relatórios de experiências sobre a eficácia da DLM em diversas enfermidades. No julgamento do sucesso de tais procedimentos terapêuticos, pode haver simples coincidência - a doença ou os sintomas poderiam ter melhorado também sem a DLM. Uma relação causal entre a terapia e a melhora da doença só é aceitável se for obtido um sucesso terapêutico definido e reproduzível.

Alguns autores consideram que uma lista com indicações é questionável e, portanto, deveria ser recusada. Entretanto, gostaríamos de inserir essa lista, pois esperamos que mais experiências sejam acumuladas nessas enfermidades e se possa então, ajudar um ou outro paciente com a DLM, quando a terapia médica acadêmica falhar.

São descritos sucessos terapêuticos com a DLM em casos de:

- elefantíase;
- dores de cabeça, em enxaquecas e nas comoções;
- síndrome de Ménière;
- tinido;

- tontura;
- distúrbios de audição;
- obstrução nasal em resfriados;
- contratura de Dupuytren;
- cicatrizes;
- distúrbios de ciclo menstrual;
- neuralgias, principalmente pós-cirurgias;
- sintomas cicatriciais no abdome;
- parestesia facial aguda periférica;
- neuralgia do trigêmeo;
- fibromialgia.

Reações durante a aplicação da DLM

Se a DLM é aplicada levando em conta suas normas, precauções e contraindicações, dificilmente aparecerão efeitos secundários que possam ser atribuídos a ela. Não obstante, podem surgir sintomas, ligados às próprias características da doença.

Reações alérgicas

Devido à ação da histamina liberada por causa das alergias, a aplicação de DLM sobre a zona afetada pode disseminar por todo o organismo os sinais locais de inflamação cutânea.

Reações em inflamações crônicas

Quando a DLM é aplicada na terapia das inflamações crônicas, frequentemente se produz uma fase inflamatória aguda, indício de que a doença responde bem à terapia. Na maioria dos casos, essas reações são mínimas. Em função delas, as sessões iniciais da DLM devem ser encurtadas, e o tratamento deve localizar-se em áreas distantes das afetadas pela doença. O tempo e a área de aplicação podem ser aumentados dependendo da extensão da reação.

Reações locais – Uma das reações não frequentes que podem aparecer depois dos primeiros tratamentos com DLM é a dor, que pode ser provocada pela existência de processos inflamatórios crônicos mal curados. Ao aplicar DLM, esses focos inflamatórios se comportam como centros emissores de toxinas, afetando outras zonas que tenham sofrido algum traumatismo. Quando a dor aparece nas zonas antes traumatizadas, devemos suspender o tratamento e dirigi-lo para a zona onde tenha aparecido a dor. Quando ela melhora voltamos a dirigir a drenagem manual para a zona problemática inicial.

Outras reações – Podem surgir mal-estar, náuseas, calafrios ou vômitos se o tempo de aplicação for demasiadamente prolongado.

Codificação CID-10 dos Distúrbios de Edemas

Desde 1º de janeiro de 2000, é obrigatória por legislação a codificação das doenças que provocam edema pelo CID-10 (International Statistical Classification of Diseases), publicada em 1992 pela Organização Mundial da Saúde (OMS). Apesar desse registro sistemático compreender cerca de 1.100 páginas, não contém todos os diagnósticos diferenciais conhecidos nos diversos ramos da medicina. Essas falhas também ocorrem nos edemas, pois somente alguns edemas isolados têm um código próprio de diagnóstico. Os não classificados precisam de uma classificação em código, nos quais se enquadrem melhor pelo conteúdo.

Nos edemas não classificados, foi considerado primeiro o sintoma edema, ou como edema descrito (R 60,0) ou como edema generalizado (R 60,1), e em seguida a origem do edema, de modo que a codificação desse edema seja formada por dois códigos.

Em alguns casos há mais possibilidades, como é o caso de lipoedema, de se tratar de um edema descrito (R 60,0), só ocorrendo em uma lipo-hipertrofia dos membros, correspondendo a uma adiposidade localizada. Como alternativa, há a lipomatose dolorosa (E 88,2). Esse quadro clínico foi descrito pela primeira vez por Dercum, em 1888, como uma síndrome com múltiplas protuberâncias adiposas dolorosas nos membros superiores e nuca combinada a mixedema e, portanto, adinamia e distúrbios psíquicos. Assim, ele não se enquadra no lipoedema normal. Por isso, o código E 88,2 é justificável somente para lipoedema em combinação com um mixedema.

No edema traumático, devido à superficialidade, foram incluídas somente algumas poucas causas. Por essa razão, é preciso, por exemplo, em fraturas, torções e queimaduras, retirar da codificação CID-10 o código apropriado correspondente à localização.

Em combinação de edemas é preciso, primeiramente, que o componente principal seja codificado e, depois, o segundo (e eventualmente outros) componente. Na tabela 11 estão classificados os edemas e exemplos de suas causas, bem como suas codificações.

Tabela 11 Exemplos de causas de edema e suas codificações

Edema	Código CID
Linfedema	
Linfedema secundário em membro superior após carcinoma de mama (mastectomia)	I 97,2
Outros linfedemas (linfedema primário esporádico, outros linfedemas secundários)	I 89,0
Linfedema hereditário	Q 82,0
Linfangite	I 89,1
Doença dos vasos linfáticos e linfonodos, não infecciosa, especificada	I 89,8
Doença dos vasos linfáticos e linfonodos, não infecciosa, não especificada	I 89,9
Filariose	B 74
Síndrome de Turner	Q 96
Úlcera linfológica	L 97
Úlcera radiológica	L 98,4
Linfedema artificial	
Linfedema como	I 89,0
Resultante de autolesão (por estrangulamento)	X 83
Fleboedema	
Edema descrito em	R 60,0
Flebite superficial do membro inferior	I 80,0
Flebite profunda do membro inferior	I 80,2
Trombose da veia cava	I 82,2

(cont.)

Edema	Código CID
Trombose de uma veia especificada	I 82,8
Trombose de uma veia não especificada	I 82,9
Varicose (sem úlcera)	I 83,9
Síndrome pós-trombótica	I 87,0
Insuficiência venosa, crônica, periférica	I 87,2
Úlcera crural (em varicose)	I 83,0
Úlcera crural com inflamação (em varicose)	I 83,2
Síndrome de Klippel-Trénaunay-Weber	Q 87,2
Lipoedema	
Edema descrito em	R 60,0
Adiposidade localizada (lipo-hipertrofia) ou	E 65
Lipomatose dolorosa (com adinamia e depressão)	E 88,2
Edema idiopático	
Edema generalizado em	R 60,1
Outras doenças dos capilares (permeabilidade elevada)	I 78,8
Edema ortostático dos membros inferiores	
Edema descrito em	R 60,0
Outras doenças dos capilares (permeabilidade elevada)	I 78,8
Edema induzido por diuréticos	
Edema generalizado	R 60,1
Como efeito colateral de diuréticos de alça	Y 54,4
Como efeito colateral de outros diuréticos	Y 54,5
Edema traumático	
Edema descrito em	R 60,0
Entorse do tendão do membro inferior	S 93,4
Fratura de coxa	S 72,9
Fratura da perna	S 82,9
Fratura do braço	S 42,3
Fratura do antebraço	S 52,9
Contusão do membro superior	T 04,3
Contusão do membro inferior	T 04,2
Edema do coto amputado	T 87,6

(cont.)

Edema	Código CID
Edema em síndrome de Sudeck	
Edema descrito em	R 60,0
Algoneurodistrofia	M 89,0
Edema de inatividade	
Edema descrito em	R 60,0
Paralisia do membro superior	G 83,2
Paralisia do membro inferior	G 83,1
Paralisia de ambos os membros inferiores	G 82,2
Paralisia espástica	G 83,9
Paralisia cerebral	G 80
Edema isquêmico	
Edema descrito em	R 60,0
Arteriosclerose de artéria de extremidade também com gangrena	I 70,2
Diabetes dependente de insulina com angiopatia periférica também com gangrena ou úlcera	E 10,5
Diabetes não dependente de insulina com angiopatia periférica também com gangrena ou úlcera	E 11,5
Edema crônico-inflamatório	
Edema descrito em	R 60,0
Dermatite	L 20,8
Poliartrite crônica soropositiva	M 05,9
Poliartrite crônica soronegativa	M 06,0
Esclerodermia	M 34,0
Edema cíclico pré-menstrual	N 94,8
Edema de gravidez	O 12,0
Edema de gravidez com proteinúria	O 12,2
Edema cardiológico	
Edema descrito ou	R 60,0
Edema generalizado em	R 60,1
Insuficiência cardíaca direita	I 50,0
Insuficiência cardíaca esquerda	I 50,1
Insuficiência cardíaca	I 50,9
Edema pulmonar	I 81

(cont.)

Edema	Código CID
Edema renal	
Edema generalizado em	R 60,1
Síndrome nefrótica	N 04,9
Edema provocado por medicamentos	
Edema generalizado	R 60,1
Por causa do medicamento primário atuante sobre a circulação	Y 52
Por causa da ingestão de hormônios (aqui precisa ser dado, através da terceira cifra correspondente, cada subgrupo exato)	Y 42
Edema de calor	T 67,7
Edema angioneurótico	
Edema angioneurótico hereditário	D 84,1
Edema angioneurótico adquirido (Edema de Quincke)	T 78,3
Outros edemas	
Edema de fome (carência proteica)	E 43
Edema escrotal	N 50,8
Acúmulo de água devido a distúrbio do equilíbrio de água-eletrólitos	E 87,7
Edemas não especificados	R 60,9

Cartilha de informações sobre edema[1]

Regras de comportamento nos linfedemas do membro superior

São importantes em caso de edemas existentes, para evitar seu agravamento, e em pacientes com ameaça de edema, para impedir o seu aparecimento.

São pacientes ameaçados de edema aqueles que foram operados na raiz do membro superior (retirada dos linfonodos da axila ou da cavidade clavicular), ou tratados com radiação.

1 Extraída de Ulrich Herpertz, "Fisiologia do interstício, do sistema linfático e da linfa", em *Edema e drenagem linfática: diagnóstico e terapia do edema* (São Paulo: Roca, 2006).

A finalidade dessas regras de comportamento é impedir maior dano aos vasos linfáticos ainda intactos do membro superior e manter a formação de linfa o mais baixo possível. Uma melhora do edema é possível, na maioria dos casos, com fisioterapia para edema, combinação de DLM com tratamento de compressão, e também com ginástica de descongestionamento e levantamento do membro superior. A bandagem ou meia de compressão devem ser usadas constantemente durante o dia. À noite pode ser utilizada uma bandagem leve ou uma meia de compressão leve para o membro superior.

Cuidados com ferimentos

Ferimentos grandes, pequenos e também os menores ferimentos repetitivos levam a distúrbio dos vasos linfáticos ou a hemorragias, o que aumenta a quantidade de líquidos linfáticos.

Em trabalhos de cozinha com objetos pontiagudos e afiados (por exemplo, facas), utilizar luvas; ao lavar louças, usar luvas de borracha. Ao costurar, utilizar dedal. Nos trabalhos com flores e jardim, devido aos espinhos, assim como no relacionamento com os animais domésticos, em virtude de ferimentos por arranhões ou mordidas, utilizar luvas. Em casos de risco de picadas de insetos (por exemplo, em churrascos em noites de verão), vestir roupas de mangas compridas e eventualmente usar luvas. Nas férias, evitar regiões de mosquitos. Na manicure, evitar cortar a cutícula.

No médico, não tirar sangue do membro superior nem tomar injeções, fazer infusões ou tratamento de acupuntura. Não medir com frequência a pressão no membro edemaciado, pois no membro superior poderia demonstrar falsamente hipertensão. Em edemas bilaterais dos membros superiores é aconselhável medir a pressão em uma veia da região inguinal.

Não praticar nenhum tipo de esporte que ameace demais os membros superiores, por exemplo, o handebol, voleibol ou descidas arriscadas de esqui. Não fazer nenhum movimento brusco de distender ou tracionar as articulações.

Em fratura do membro superior ou hemorragia, realizar com mais frequência o tratamento com DLM.

Cuidados com sobrecargas

Sobrecargas, em função de aumento da formação de líquidos linfáticos, levam ao agravamento do edema.

No trabalho, não realizar nenhum trabalho pesado, semipesado ou leve porém monótono e por várias horas, com os membros superiores (por exemplo, na linha de produção, trabalho de empreitada, escrever à mão ou digitar com limitações). Conversar com o médico sobre a questão de deficiência grave, aprendizado de nova profissão, trabalho de meio período, incapacidade profissional ou de ganho.

No trabalho doméstico, limpar janelas, passar a ferro por horas ou tricotar podem ser desfavoráveis. Devem-se carregar sacolas de compras com o braço saudável, e eventualmente utilizar um carrinho de compras.

No esporte, as sobrecargas nos membros superiores são desfavoráveis. Esportes que não sobrecarreguem são permitidos, no sentido de um treino com intervalos – uma pausa antes de surgir a fadiga muscular – por exemplo, tênis, golfe, esqui com moderação. São favoráveis a natação e a ginástica. Realizar qualquer tipo de esporte e ginástica (exceto natação) com as meias de compressão do membro superior, pois elas estimulam ainda mais o fluxo linfático.

Deixar o membro superior permanentemente pendurado é desfavorável, pois o fluxo linfático é dificultado. A linfa flui mais lentamente para cima do que para baixo, por isso, à noite e periodicamente também durante o dia (ao assistir à televisão, em longas viagens de carro), deve-se pendurar o braço acima da altura do coração, por exemplo, com uma cunha para apoiar o membro.

Cuidados com massagens clássicas de amassamento

A circulação elevada nos tecidos causada pela massagem leva à formação acentuada de linfa. Além disso, há o risco de formação de hematoma.

Não utilizar nenhuma massagem ou aparelhos massageadores no membro edemaciado e no correspondente quadrante do corpo. Tratamento massageador do outro ombro, assim como da coluna vertebral cervical e torácica, deve ser realizado somente em combinação com o tratamento de drenagem linfática do membro edemaciado (vale lembrar que cada uma das técnicas – massagem e drenagem – devem ser realizadas em dias distintos).

Cuidados com o aquecimento exagerado

O aquecimento exagerado leva à maior formação de linfa.

Não são favoráveis as férias em países quentes devido ao calor e à longa exposição aos raios do Sol, com risco de queimadura. A exposição aos raios solares só é permitida quando sua intensidade não for muito grande e não por muito tempo. Utilizar luvas principalmente nos serviços domésticos, forno e fogão e ferro de passar roupa. Não usar água muito quente para lavar a louça.

Banhos de água quente e em termas não devem estar acima de 32 °C, é mais favorável entre 25 °C e 28 °C.

Não utilizar compressas quentes, ondas curtas ou ar quente (secador de cabelo) no membro edemaciado ou quadrante do corpo correspondente. O uso no outro lado do ombro ou na coluna vertebral cervical ou torácica deve ser somente em combinação com o tratamento de drenagem linfática do membro edemaciado (vale lembrar que cada uma das técnicas – massagem e drenagem – devem ser realizadas em dias distintos).

Sauna pode ser desfavorável, por isso, experimente-a cuidadosamente.

Cuidados com o frio

O resfriamento forte ou o congelamento leva a danos às paredes dos vasos sanguíneos, o que, durante o aquecimento subsequente com acentuada circulação, causa maior formação de linfa.

São aconselháveis roupas quentes com luvas grossas.

Cuidados com inflamações

Inflamações levam à acentuada elevação da formação de linfa, principalmente as bacterianas.

A erisipela, uma inflamação causada por bactérias, os estreptococos, é a complicação mais frequente em linfedemas. Para a profilaxia da erisipela, utilizar de quatro a seis vezes ao dia, por vários dias, um produto desinfetante sobre qualquer ferimento simples do membro afetado. Ao aparecimento de erisipela (aumento do edema, rubor, dores, febre), tratar com penicilina; em casos de alergia à penicilina, substituir por eritromicina ou tetraciclina. Manter sempre consigo os produtos de desinfecção e antibióticos durante as férias.

Em doenças causadas por fungos, tratar o membro e a mão intensivamente com pomada ou loção correspondente.

Em pele seca, utilizar pomada levemente ácida nos cuidados diários.

Cuidados com eczemas

Os eczemas levam à maior formação de linfa.

Evitar cosméticos, produtos para a pele e medicamentos alergênicos. Em alergia relacionada ao trabalho, conversar com o médico sobre uma mudança de profissão e tratar o eczema.

Cuidados com roupas apertadas

Com o uso de roupas apertadas, os vasos linfáticos superficiais são comprimidos e, consequentemente, o fluxo linfático é prejudicado.

Não utilizar roupas de mangas apertadas. Em casos de próteses de silicone muito pesadas para a mama, há um repuxamento nas alças do sutiã, o que pode comprimir os vasos linfáticos do ombro. Por isso, utilizar próteses de mama mais leves, de espuma ou combinadas e espuma com silicone. Eventualmente, utilizar acolchoamento largo sob as alças do sutiã ou um sutiã especial com alças largas. O escorregar das próteses leves de mama pode ser impedido com um tipo de bolso costurado no sutiã ou sutiã especial. Eventualmente, considerar uma redução de busto no outro lado.

Carregar bolsas a tiracolo no lado saudável.

Relógios de pulso, braceletes e anéis precisam ser frouxos.

Cuidados com cirurgias no membro edemaciado e no correspondente quadrante do corpo

Cirurgias no membro edemaciado e no correspondente quadrante do corpo levam à destruição dos vasos linfáticos e, portanto, ao agravamento do fluxo linfático. Por isso, só são permitidas em casos vitais.

Após uma cirurgia, intensificar o tratamento com DLM; eventualmente tratamento de drenagem linfática, com internação em clínica especializada em linfologia.

Cuidados com o sobrepeso

Massa adiposa leva a compressões dos vasos linfáticos, de modo que o fluxo linfático é também prejudicado.

Gordura e linfa não se entendem. Perda de peso em adiposidade.

Não existe uma dieta especialmente linfática. Os alimentos devem ser misturados com muitas partes vegetais. Alimentação pobre em cloreto de sódio é favorável; a quantidade de líquidos ingeridos é irrelevante.

Nicotina não agrava o linfedema, entretanto é prejudicial à saúde. O álcool pode agravar temporariamente o linfedema.

Regras de comportamento nos linfedemas do membro inferior

São importantes, em caso de edemas existentes, para evitar o agravamento do edema e, em pacientes em risco de edema, para impedir o seu aparecimento.

São pacientes ameaçados de edema aqueles que foram operados na raiz do membro inferior (retirada dos linfonodos da região inguinal, bacia ou abdome), ou tratados com radiação.

A finalidade dessas regras de comportamento é impedir um dano maior aos vasos linfáticos ainda intactos do membro inferior e manter a formação de linfa a mais baixa possível. Há possibilidade de melhora, na maioria dos casos, com a fisioterapia do edema, combinação de DLM e tratamento de compressão, assim como ginástica de descongestionamento e elevação do membro inferior. A bandagem ou meia de compressão devem ser usadas constantemente, exceto ao deitar. À noite, pode ser utilizada uma bandagem ou meia de compressão leve.

Cuidados com ferimentos

Ferimentos grandes, pequenos e também os menores ferimentos, repetitivos, levam ao distúrbio dos vasos linfáticos ou a hemorragias, o que aumenta a quantidade de líquidos linfáticos.

Sapatos muito apertados, ou que não se adaptam perfeitamente, podem causar pontos de fricção ou bolhas de pressão. Não andar descalço fora de casa. Ao banhar-se em piscinas naturais ou no mar, em vista do perigo de ferimento com pedras afiadas, conchas ou cacos de vidro, utilizar chinelos. Nas tarefas de jardinagem, em razão dos espinhos, bem como no relacionamento com os animais domésticos, em razão dos ferimentos por arranhões ou mordidas, utilizar calças compridas. Sob o risco de picadas de insetos (por exemplo, em churrascos em noites de verão), vestir calças compridas, meias e sapatos fechados. Nas férias, evitar regiões de mosquitos. Na pedicure, evite cortar a cutícula.

No médico, nada de injeções ou acupuntura no membro ou no quadrante do corpo correspondente. Não utilizar tratamentos alternativos em doenças varicosas com sintomas de cãibras.

Não praticar nenhum tipo de esporte que ponha em grande risco os membros inferiores, por exemplo o futebol, hóquei, salto de paraquedas e descidas arriscadas de esqui. Não executar nenhum movimento de estiramento e tração.

Em fratura do membro inferior ou hemorragia, realizar com mais frequência o tratamento com DLM.

Cuidados com sobrecargas

Sobrecargas, em função de maior formação de linfa, levam à acentuação do edema.

No trabalho, não realizar com os membros inferiores nenhuma atividade pesada, semipesada ou leve contínua (por exemplo, permanecer em pé em linha de produção ou em trabalho de empreitada ou vendas, ou ficar sentado o dia todo, em escritório). É favorável a alternância entre atividades sentadas e em pé. *Deitar e andar é melhor que sentar e ficar em pé.* Conversar com o médico sobre a questão de deficiência grave, aprendizado de nova profissão, trabalho de meio período, incapacidade profissional ou de ganho.

No esporte, os esforços excessivos com os membros inferiores são desfavoráveis. Esportes que não sobrecarreguem são permitidos. Por exemplo, um treino com intervalos – uma pausa antes de surgir a fadiga muscular –, o tênis, golfe, esqui e caminhadas com moderação. São favoráveis a natação, a ginástica e a bicicleta. Realizar qualquer tipo de esporte e ginástica (exceto natação) sempre que possível com as meias de compressão, pois elas estimulam ainda mais o fluxo linfático.

Em má postura dos pés e em edemas da sola dos pés, utilizar palmilhas.

Deixar o membro inferior permanentemente pendurado é desfavorável, pois o fluxo linfático é dificultado. *A linfa flui mais lentamente para cima do que para baixo,* por isso à noite e, periodicamente, também durante o dia (por exemplo, ao assistir televisão, em longas viagens de carro), pendurar o membro acima da altura do coração, por exemplo com uma cunha para o membro inferior. Elevar os pés acima da cama cerca de 10 centímetros.

Na gravidez, a licença médica é aconselhável tão logo o edema comece a se agravar. Eventualmente, realizar tratamentos frequentes de drenagem linfática.

Cuidados com massagens clássicas de amassamento

A circulação elevada nos tecidos causada pela massagem leva à maior formação de linfa. Além disso, há o risco de formação de hematoma.

Não utilizar nenhuma massagem ou aparelhos massageadores no membro edemaciado. Massagens na coluna vertebral lombar devem ser realizadas somente em combinação com o tratamento de drenagem linfática do membro edemaciado (vale lembrar que cada uma das técnicas - massagem e drenagem - devem ser realizadas em dias distintos).

Cuidados com o aquecimento exagerado

O aquecimento exagerado leva à formação de linfa.

Não são favoráveis férias em países quentes em razão do calor e da longa exposição aos raios do sol, com risco de queimadura. A exposição aos raios solares só é permitida quando sua intensidade não for muito grande ou a exposição não for prolongada.

Banhos de água quente e banhos em termas não devem estar acima de 32 °C. O mais favorável é entre 25 °C e 28 °C.

Não utilizar compressas quentes, ondas curtas ou ar quente (secador de cabelo) no membro edemaciado. O uso no outro lado do quadril ou na coluna vertebral lombar deve ser somente em combinação com o tratamento de drenagem linfática do membro edemaciado.

A sauna pode ser desfavorável, por isso experimente-a com cuidado.

Em casos de piso com aquecimento, use sapatos isolantes ou sapatos abertos, por exemplo, sandálias.

Cuidados com o frio

O resfriamento forte ou o congelamento provoca danos nas paredes dos vasos sanguíneos, o que, durante o aquecimento subsequente com acentuada circulação, causa maior formação de linfa.

É aconselhável o uso de meias e sapatos quentes.

Cuidados com inflamações

As inflamações levam à maior formação de linfa, principalmente as bacterianas.

A erisipela, uma inflamação causada por bactérias, os estreptococos, é a complicação mais frequente em linfedemas. Para a profilaxia de erisipela, utilizar de quatro a seis vezes ao dia, por vários dias, um produto desinfetante sobre qualquer ferimento simples do membro afetado. Quando do aparecimento de erisipela (aumento do edema, rubor, dores, febre), tratar com penicilina. Em casos de alergia à penicilina, substituir por eritromicina ou tetraciclina. Manter sempre os produtos de desinfecção e antibióticos consigo durante as férias.

Em fungos nos pés (principalmente entre os dedos) tratar intensivamente com pomada ou loção correspondente.

Em pele seca, utilizar pomada levemente ácida nos cuidados diários.

Cuidados com eczemas

Os eczemas levam à elevada formação de líquidos linfáticos.

Evitar cosméticos, produtos para a pele e medicamentos alergênicos. Em alergia relacionada ao trabalho, conversar com o médico sobre uma mudança de profissão e tratar o eczema.

Cuidados com roupas apertadas

Com o uso de roupas apertadas, os vasos linfáticos superficiais são comprimidos e o fluxo linfático fica prejudicado.

Não utilizar calças, meias ou ligas muito apertadas. Não utilizar cintos muito apertados ou corpetes. Os homens devem utilizar suspensórios.

Cuidados com cirurgias no membro edemaciado e no correspondente quadrante do tronco

Cirurgias no membro edemaciado e no correspondente quadrante do tronco levam à destruição dos vasos linfáticos e, portanto, ao agravamento do fluxo linfático; por isso só são permitidas em casos vitais.

Após uma cirurgia, intensificar o tratamento com DLM; eventualmente, tratar com drenagem linfática com internação em clínica especializada em linfologia.

Cuidados com o sobrepeso

Massa adiposa leva a compressões dos vasos linfáticos, de modo que o fluxo linfático fica também prejudicado.

Gordura e linfa não se entendem.

Não existe uma dieta especialmente linfática. Os alimentos devem ser misturados com muitas porções de vegetais. Alimentação pobre em cloreto de sódio é favorável; a quantidade de líquidos ingeridos é irrelevante.

Nicotina não agrava o linfedema; entretanto, é prejudicial à saúde. O álcool pode agravar temporariamente o linfedema.

APÊNDICE
ESCRITOS DO DOUTOR VODDER SOBRE SUA TÉCNICA MANUAL

"Não foi nada fácil o desenvolvimento de um método que atuasse terapeuticamente sobre o sistema vascular linfático, já que os vasos linfáticos são finos e delicados como fios de seda, e os capilares linfáticos o são mais ainda. As manipulações da massagem clássica (convencional) não exercem nenhuma ação de drenagem. Quando realizamos uma massagem com manipulações fortes e rígidas, comprimimos o sangue de um tecido a outro, de modo que os líquidos (orgânicos) regeneradores não penetram nos tecidos, segundo suas características próprias de drenagem. Às vezes, só se consegue um esmagamento dos capilares, produzindo os correspondentes hematomas. Por esse motivo, tivemos que elaborar uma técnica totalmente nova.

Nossas manipulações se deslocam em espiral para dentro e para fora dos tecidos. A drenagem dos vasos linfáticos se acha intimamente vinculada à mão do terapeuta, de modo que não há nenhum aparelho que possa chegar a substituir mãos hábeis e exercitadas nesta técnica.

Quando estes refinados movimentos manuais se realizam com toda nossa consciência posta na ponta dos dedos (suaves como as patas de um gato), podemos alcançar um relaxamento tal que faça fluir a linfa, e fazer que o oxigênio fresco e os princípios ativos penetrem melhor no tecido intersticial para uma alimentação e ótima regeneração das células. As manipulações circulares e espirais de drenagem são movimentos geradores de vida como todos os movimentos espirais da Natureza.

As mãos flexíveis e elásticas, com as munhecas soltas, devem ser tão vivas e independentes que possam ser capazes de massagear sobre a pele seca, com o que se obterá um bom contato com a superfície cutânea e os tecidos, o que, por sua vez, facilitará a exploração.

Os giros das mãos para dentro e para fora, junto com maior e menor pressão (crescendo-decrescendo) sobre os tecidos, podem ser comparados aos movimentos do coração, em sua sístole e sua diástole. Como é sabido, o batimento cardíaco costuma ser de aproximadamente oito décimas de segundo, das quais durante quatro décimas se acha em fase de repouso. O coração descansa tanto tempo como trabalha, por isso, em condições normais, poderia trabalhar sem esgotar-se durante cem anos.

Conhecemos massagistas que dominam dessa maneira nosso método, que realizam seus tratamentos sem esforço nem cansaço algum, jogando em cada manipulação entre uma fase ativa de pressão e movimento com outra de relaxamento e recuperação. Quando se trabalha de forma harmoniosa, se pode dizer que se sente fluir em uma fonte natural das forças que poderíamos chamar cósmicas."

BIBLIOGRAFIA

AIRES, M. M. "A linfa e o sistema linfático." Em *Fisiologia*. Rio de Janeiro: Guanabara-Koogan, 1999.

AUBRY (segundo POIRIER, P. & CHARPY, A.). *Traité d anatomie humaine*. Vol. 2. Paris: Masson, 1902.

BARDELEBEN, K. *et al. Atlas der Topographischen Anatomie des Menschen*. Iena: Gustav Fischer, 1908.

BARTELS, P. *Das Lymphgefassystem*. Vol. 1. Iena: Gustav Fischer, 1908.

BASTIDE, M. & LEFEBVRE, D. "Anatomie du systéme lymphatique." Em JANBON, C. & CLUZAN, R. *Lymphologie*. Paris: Masson, 1995.

BLOOM, W. & FAWCETT, D. W. "Vasi sanguigni e linfatici." Em *Tratado di Istologia*. 2ª ed. Pádua: Piccin, 1981.

BOUSKELA, E. & CARVALHO, H. "Microcirculação." Em MAFFEI, F. H. A. *et al.* (orgs.). *Doenças vasculares periféricas*. 3ª ed. Rio de Janeiro: Medsi, 2002.

BROWSE, N., "Die Lymphgefabe der Metacarpo und Metatarso-Phalangelalenke des Menschen." Em *Anatomischer Anzeiger*, vol. 67, 1929.

________. "The Invisible Vessels: who Saw them First." Em BROWSE, N. *et al. Deseases of the lymphatics*. Londres: Arnold, 2003.

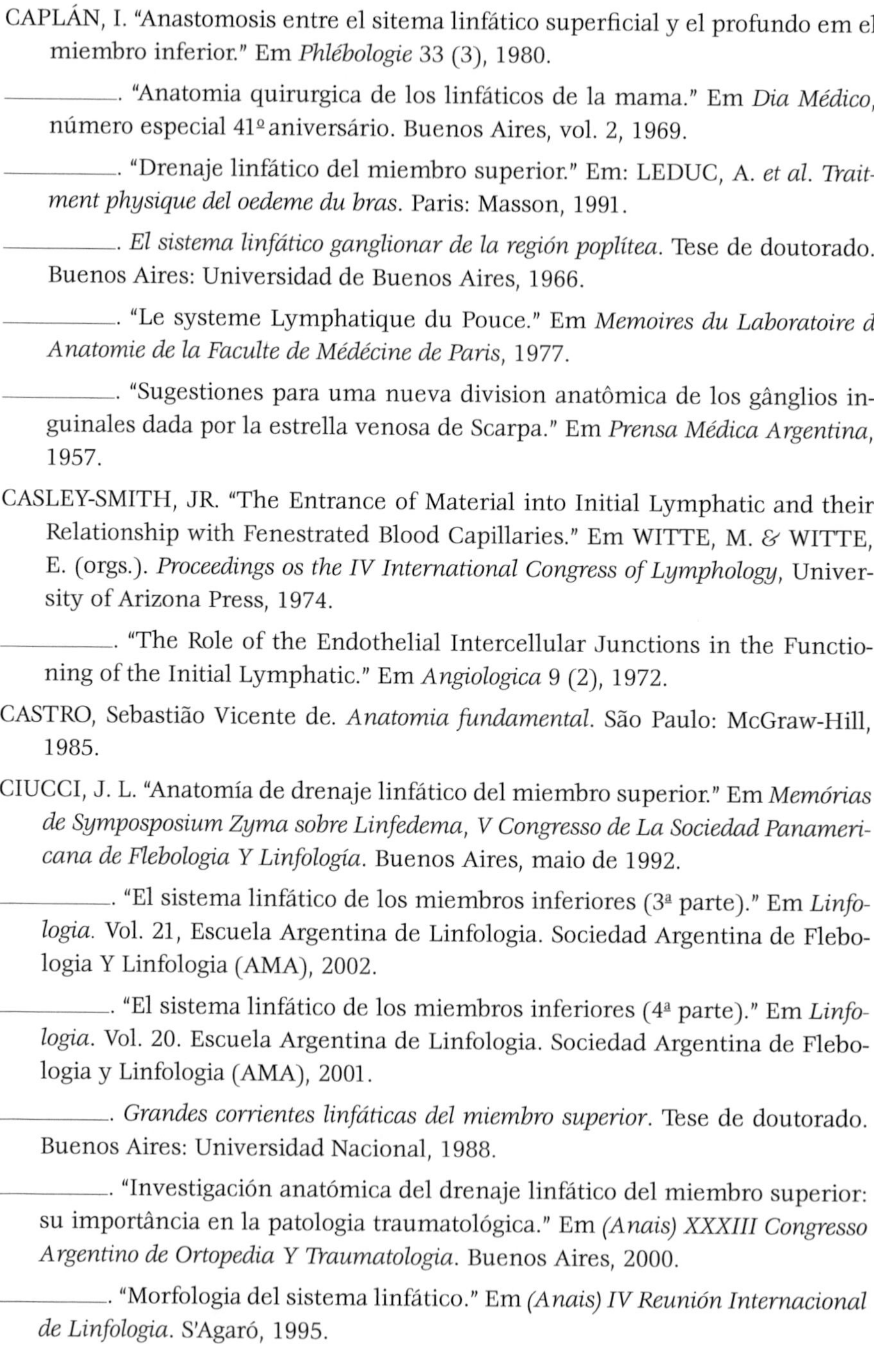

CAPLÁN, I. "Anastomosis entre el sitema linfático superficial y el profundo em el miembro inferior." Em *Phlébologie* 33 (3), 1980.

__________. "Anatomia quirurgica de los linfáticos de la mama." Em *Dia Médico*, número especial 41º aniversário. Buenos Aires, vol. 2, 1969.

__________. "Drenaje linfático del miembro superior." Em: LEDUC, A. *et al. Traitment physique del oedeme du bras*. Paris: Masson, 1991.

__________. *El sistema linfático ganglionar de la región poplítea*. Tese de doutorado. Buenos Aires: Universidad de Buenos Aires, 1966.

__________. "Le systeme Lymphatique du Pouce." Em *Memoires du Laboratoire d Anatomie de la Faculte de Médécine de Paris*, 1977.

__________. "Sugestiones para uma nueva division anatômica de los gânglios inguinales dada por la estrella venosa de Scarpa." Em *Prensa Médica Argentina*, 1957.

CASLEY-SMITH, JR. "The Entrance of Material into Initial Lymphatic and their Relationship with Fenestrated Blood Capillaries." Em WITTE, M. & WITTE, E. (orgs.). *Proceedings os the IV International Congress of Lymphology*, University of Arizona Press, 1974.

__________. "The Role of the Endothelial Intercellular Junctions in the Functioning of the Initial Lymphatic." Em *Angiologica* 9 (2), 1972.

CASTRO, Sebastião Vicente de. *Anatomia fundamental*. São Paulo: McGraw-Hill, 1985.

CIUCCI, J. L. "Anatomía de drenaje linfático del miembro superior." Em *Memórias de Symposposium Zyma sobre Linfedema, V Congresso de La Sociedad Panamericana de Flebologia Y Linfología*. Buenos Aires, maio de 1992.

__________. "El sistema linfático de los miembros inferiores (3ª parte)." Em *Linfologia*. Vol. 21, Escuela Argentina de Linfologia. Sociedad Argentina de Flebologia Y Linfologia (AMA), 2002.

__________. "El sistema linfático de los miembros inferiores (4ª parte)." Em *Linfologia*. Vol. 20. Escuela Argentina de Linfologia. Sociedad Argentina de Flebologia y Linfologia (AMA), 2001.

__________. *Grandes corrientes linfáticas del miembro superior*. Tese de doutorado. Buenos Aires: Universidad Nacional, 1988.

__________. "Investigación anatómica del drenaje linfático del miembro superior: su importância en la patologia traumatológica." Em *(Anais) XXXIII Congresso Argentino de Ortopedia Y Traumatologia*. Buenos Aires, 2000.

__________. "Morfologia del sistema linfático." Em *(Anais) IV Reunión Internacional de Linfologia*. S'Agaró, 1995.

__________. "Sistema linfático perforante de los miembros inferiores." Em PIETRAVALLO, A. F. *Venas perforantes: clinica, anatomia, tratamiento*. Buenos Aires: Ed. do Autor, 1999.

CIUCCI, J. L. *et al. El sistema linfático de la gládula mamaria em relación com lãs indicaciones quirúrgicas actuales*. Premio Avelino Gutiérrez. Buenos Aires: Academia Nacional de Medicina, 1993.

DANGELO, J. G. & FATTINI, C. A. *Anatomia básica dos sistemas orgânicos*. Rio de Janeiro/São Paulo: Atheneu, 1987.

DOMENE, Adora F. & CELMA, Conxita L. *Drenaje linfático manual: método original Dr. Vodder.* Barcelona: Nueva Estética, 1998.

DUQUE, F. L. V. & DUQUE, A. C. "Circulação linfática: princípios fisiológicos." Em GARRIDO, M. & PINTO-RIBEIRO, A. (orgs.). *Linfangites e erisipelas*. 2ª ed. Rio de Janeiro: Revinter, 2000.

ECHEVERRI, A. J. "Note sur lês lymphatiques du membre superieur." Em *Annales d'Anathomie Pathologique,* 1935.

FERRANDEZ, J. C. *et al. Reeducação vascular nos edemas dos membros inferiores*. São Paulo: Manole, 2001.

FERRANDEZ, A. S. & ESCORIHUELA, M. S. "Anatomia del sistema linfático em el miembro inferior." Em ESCORIHELA, M. S. *Flebolinfedema: clinica y tratamiento*. Valencia: Faes, 1997.

GANONG, W. F. "Dinâmica do fluxo sanguíneo e linfático." Em *Fisiologia médica*. São Paulo: Atheneu, 1987.

GARRIDO, M. "Sistema linfático: embriologia e anatomia." Em GARRIDO, M. & PINTO-RIBEIRO, A. (orgs.). *Linfangites e erisipelas*. 2ª ed. Rio de Janeiro: Revinter, 2000.

__________. *Sistema linfático: embriologia e anatomia*. Rio de Janeiro: Revinter, 2000.

GEROTA, D. "Zur Technik der Lymphagefassinjessinjektion. Eine nue Injektionsmasse der Lymphagefasse. Polychrome injection." Em *Anatomischer Anzeiger*, 12; e em *Verhandlungen der Anatomischen Gesellschaft*, 1896.

GROSSMANN, F. *Ueber die Axillaren Lymphdrusen*. Dissertação. Berlim: C. Vogt, 1896.

GUEDES NETO, Henrique Jorge. "Linfedemas: classificação, etiologia, quadro clínico e tratamento não cirúrgico." Em BRITO, C. J. *et al. Cirurgia vascular*. Vol. II, *Cirurgia endovascular e angiologia*. Rio de Janeiro: Revinter, 2002.

GUYTON, Arthur C. *Tratado de fisiologia médica*. Rio de Janeiro: Guanabara-Koogan, 1986.

GUYTON, A. C. & HALL, H. E. "A microcirculação e o sistema linfático: trocas de líquido no capilar, líquido intersticial e fluxo de linfa." Em *Tratado de fisiologia médica*. 9ª ed. Rio de Janeiro. Guanabara-Koogan, 1997. (10ª ed., 2000)

HERPERTZ, Ulrich. "Fisiologia do interstício, do sistema linfático e da linfa." *Edema e drenagem linfática: diagnóstico e terapia do edema*. São Paulo: Roca, 2006.

HOMAZ/BELCZAK, *Tratado de flebologia e linfologia*. Rio de Janeiro: Rúbio, 2006.

JACOMO, A. L. & RODRIGUES JUNIOR, A. J. "Anatomia clínica do sistema linfático." Em: VOGELFANG, D. *Linfologia básica*. São Paulo: Ícone, 1995.

KUBIK, S. T. "The Possible Drainage Ways of Lymphatic Territories after Alterations of Peripherical Collectors after Lymphadenectomy." Em *Folia Angiologica*, XXVIII (7-8), 1980.

KUNKE, E. "Uber das Filtrations und Reabsorptionverhalten der Blutkaplillaren bei der Einwirtkung eines Massagesdruckes." Em *Physioterapie*, nº 65, 1974.

LATORRE, J. & MAESO, J. *Anatomia, fisiologia y fisiopatologia del sistema linfático, em linfedema*. Barcelona: Edika-Med, 1991.

LEDUC, A. & LEDUC, O. *Drenagem linfática: teoria e prática*. São Paulo: Manole, 2000.

LEDUC, A. *et al. Traitementphysique de Voèdeme Dubras*. Paris: Masson, 1981.

LEVICK, J. R. "Changing Perspectives on Microvascular Fluid Exchange." Em JORDAN, D. & MARSHALL, J. (orgs.). *Studies in Physiology Two: Cardiovascular Regulation*. Londres: Portland Press, 1995.

__________. "Circulation of Fluid between Plasma, Interstitium and Lymph." Em LEVICK, J. R. (org.). *An Introduction to Cardiovascular Physiology*. 2ª ed. Oxford: Butterworth-Heinemann, 1995.

LUCAS-CHAMPONNIÈRE, J. *Traitement des fractures par le massage et la mobilisation*. Paris: Rueff, 1895.

MACHADO, Ângelo. *Neuroanatomia funcional*. Rio de Janeiro/São Paulo: Atheneu, 1974.

MARX, Angela G. & CAMARGO, Marcia C. *Fisioterapia no edema linfático*. São Paulo: Panamed, 1986.

MASCAGNI, P. *Varoum Lymphaticorum corporis humani descriptio et iconographia*. Siena, 1787.

MAYALL, A. C. D. G. "Circulação linfática: fisiopatologia." Em GARRIDO, M. & PINTO-RIBEIRO, A., (orgs.). *Linfangites e erisipelas*. 2ª ed. Rio de Janeiro: Revinter, 2000.

McHALE, N. G. & RODDIE, I. C. "The Effect of Transmural Pressure on Pumping Activity in Isolated Bovine Lymphatic Vessels." Em *Journal of Physiology*, 261 (2), 1976.

PEREZ, M. C. J. *Compressão pneumática intermitente no linfedema dos membros inferiores: avaliação linfocintilográfica com Dextran marcada com tecnécio 99m*. Tese de doutorado. São Paulo: Escola Paulista de Medicina-USP, 1996.

PICARD, J. D. "Étude actuel de la recherche d'un systeme lymphatique dans nevraxe: premier essais de lymphographie cerebral." Em *Bulletin et Memoire de l'Academie Royale de Médecine de Belgique*, 145 (10), 1990.

POIRIER, P. *et al. Traite d'Anatomie Humaine*. Vols. 1257-1258. Paris: Masson, 1902.

ROUVIÈRE, H. *Anatomie des lymphatiques de l'homme*. Paris: Masson, 1932.

SAMPAIO, S. A. P. *et al. Dermatologia básica*. São Paulo: Artes Médicas, s/d.

SAPPEY, P. *Description et iconographie des vaisseaux lymphatiques*. Vol. 2, Paris, 1888.

________. *Traité d'Anatomie Descriptive*. Paris: Delahaye et Lacrosnier, 1874.

SAVARIAUD, J. "Ganglion aberrant du pli du coude." Em *Bulletin et Mémoire de la Societé Anatomique de Paris*, vol. 14, 1912.

SEVERANU, G. "Die Topographie der Lymphgefasse der finger nebst Bermerkungen zur Technik der Lymphgefasse. Inyktionenmit Polychromen Massen." Em *Anatomischer Anzeiger*, vol. 29 (sup.), 1906.

TESTUT, L. *Tratado de anatomia humana*. 2ª ed. Barcelona: Salvat, 1894.

THOMAZ, J. B. & BELCZAK, C. E. Q. *Tratado de flebologia e linfologia*. Rio de Janeiro: Rubio, 2006.

TILLAUX, P. *Tratado de anatomia topográfica*. Barcelona: Espasa. 1880.

UFLACKER, R. *Atlas de anatomia vascular*. Rio de Janeiro: Revinter, 2003.

VASQUEZ GALLEGO, J. & EXPÓSITO, M. "Generalidades y antecedentes históricos". Em *El masaje drenaje linfático manual*. Madri: Mandala, 1993.

VERDELET, A. "Adenite sus-épitrochléen chez les indigénes de nos colonies." Em *Journal de Médecine de Bordeaux*, nº 441, Paris.

VERGE BRIAN, F. "Lymphatiques des muscles de la main et de l avant bras." Em *Annales d Anatomie. Pathologique et Normale*, nº VI, Paris.

VIÑAS, Frederic. La Linfa y su drenaje manual, Barcelona: Integral, 1998.

VOGELFANG, D. "Fisiologia do sistema linfático." Em VOGELFANG, D. (org.). *Linfologia básica*. São Paulo, Ícone, 1995.

WEISS, L. "Lymphatic vessels and lymph nodes." Em WEISS, L. (org.). *Cell and Tissue Biology: a Textbook of Histology*. 6ª ed. Baltimore: Urban e Schwarzenberg, 1988.

WINTER, Waldtraud Ritter. *Drenagem linfática manual*. Rio de Janeiro: Vida Estética, s/d.

WOOH, Elizabeth C. & BECKER, Paul. *Massagem de Beard*. São Paulo: Manole, 1984.

ZWEIFACH, B. W. & PRATHER, J. W. "Micromanipulation of Pressure in Terminal Lymphatics in the Mesentery." Em *American Journal of Physiology*, 228 (5), 1975.

ZABLUDOWSKI, J. B. *Technique of massage*. Leipzig: G. Thieme, 1903.

Créditos das fotos e ilustrações

Fotos de Claudio Wakahara: pp. 99, 103, 105, 107-109, 118-152.

Ilustrações de Studio 33: pp. 36, 40, 46, 94, 95, 116, 154, 160, 162-167, 169-172, 200.

Carlos José de Brito, *Cirurgia vascular, cirurgia endovascular, angiologia*, vol. 2 (2ª ed. Rio de Janeiro: Revinter, 2008): p. 69.

Ilustrações de Claudio Stepanies: pp. 52, 60, 76-80, 84, 85.

Ary Elwing

Formado pela Faculdade de Ciências Médicas de Santos. Especialista em angiologia e cirurgia vascular pela Associação Paulista de Medicina (APM). Especialista em tratamentos a laser. Membro titular da Sociedade Brasileira de Laser em Medicina e Cirurgia. Médico referência do Hospital Israelita Albert Einstein e do Hospital São Luiz. Responsável pelo serviço vascular do centro de laser do Hospital Israelita Albert Einstein. Presidente da Sociedade Brasileira de Laser em Medicina e Cirurgia. Membro titular da Sociedade Brasileira de Flebologia e Linfologia.

Orlando Sanches

Técnico em estética pelo Senac São Paulo. Especialista em drenagem linfática pós-cirúrgica. Cosmetólogo, micropigmentador e massoterapeuta. Possui MBA em estética e saúde pela Unicastelo/SP. Diretor da Sanches, Magno Consulting, empresa de consultoria especializada na montagem de clínicas de estética e treinamento profissional. Consultor de desenvolvimento de novos cursos para o Senac São Paulo. Fundador e membro da Sociedade Brasileira de Laser. Membro efetivo da World Association for Laser Therapy (Walt). Diretor da clínica Pós-Op – Sistema de Tratamento Pós-Operatório.